池上 彰＋増田ユリヤ
Akira Ikegami & Julia Masuda

感染症対人類の世界史

ポプラ新書
193

はじめに

急速に世界へ広まったウイルス感染

池上　世の中（二〇二〇年四月現在）、新型コロナウイルス感染症（COVID-19）の問題一色です。四月七日には安倍内閣によって緊急事態宣言が出ました。先行きの見えない閉塞感が漂っています。ただ、歴史をよく振り返ってみると、人類の歴史は、感染症との戦いの繰り返しとも言えることがわかってきます。

増田　日々、世界的に感染者数が増加を続けていますから、不安を抱える方も多いことでしょう。でも、歴史の中の感染症が与えた大きな影響を知ることで、今に活かせることがないか、これから探っていきたいと考えています。

池上　まずは、この新型コロナウイルスの感染が世界的に広がる中で考えたことから始めましょう。そもそもは二〇一九年暮れに中国の大都市・武漢で患者の発生が確認されました。患者を診察した眼科医がいち早く「新型肺炎患者の発生」をネットに上げたところ、治安当局から「風説を流布《るふ》した」として事情聴取を受け、始末書を書かされました。もし、このとき中国政府が直ちに危機感を抱いて対策を講じていれば、これほどのことにならずに収束したかもしれないのですが。

当時は中国の旧正月である春節の直前。事を荒立てたくなかった武漢の地方政府が早期対応をとらなかったことが対策を遅らせたと指摘されています。

増田　日本と中国は、人の往来をはじめ交流も頻繁でしたから、危機意識はなんとなく広がっていましたよね。日本では、二〇二〇年二月に乗客から感染者が出た、クルーズ船「ダイヤモンド・プリンセス号」が横浜に到着します。

それでも、まだこの頃は、仕事はもちろんのこと、それぞれが様々な事情を抱えていますから、手洗いやマスクをするなどして、各自が気をつけながらも外出している。そんな感じでしたよね。

池上　世界的に感染が徐々に広がり始めていましたし、アメリカでももちろん感染者は出ていたのですが、私はアメリカ大統領選挙の候補者選びの取材に行きました。各州の予備選挙が集中する三月三日のスーパーチューズデーに向けてテレビ東京の仕事で取材していたのですが、アメリカでは緊張感がまったくありませんでした。それが三月末にはアメリカが感染者数で世界一です。本当に感染症の広がり方というのは、すごいスピードなのだなと思います。

増田　私も池上さんと同様、二月末から三月上旬にかけて、民主党の候補者選びの取材でアメリカに行っていました。三月一日から五日までは、カリフォルニア州で取材をしていたのですが、そこで私が見た光景は、池上さんとはちょっと違いました。スーパーマーケットに行くと、棚がガランとしていて、いろいろなものが品薄状態でした。

池上　そうですか。地域によってやはり状況が違ったんですね。

増田　カリフォルニア州の北部で感染者が出た影響でしょうね、ドラッグストアにも行きましたが、消毒用のハンドジェルなど、衛生用品は何もありませんでした。

池上　私は増田さんより一日前に取材を終えて帰りました。確かにドラッグストアでは、マスクは売り切れていました。でも、スーパーマーケットへ食料品などを買い出しにたくさんの人がやってきているような状況ではありませんでした。

増田　トイレットペーパーはありましたか？

池上　えっ……。

増田　トイレットペーパーなんて普段はご自分で買っていないから、きっとチェックしてないですよね（笑）。

池上　取材クルーが、日本ではトイレットペーパーがお店からなくなっていると知っていて、アメリカ土産にトイレットペーパーを買って帰ろうか、なんて冗談を言ってました（笑）。だからトイレットペーパーはありましたね。

増田　カリフォルニアではスーパーマーケットの大きな棚に、一つしかトイレットペーパーがありませんでした。

池上　そうでしたか。

増田　カリフォルニアではマスクをしている人も結構見かけましたよ。

池上　私が取材しているところでは、誰もまだマスクなんてしていませんでしたよ。

増田　二月二七日に乗り継ぎでワシントンD.C.の空港に降りたったときには、空港で働いている人たちはマスクをしている姿が目立ちました。その後、サウスカロライナへ行ったのですが、そこまで緊張感はありませんでしたね。でも今後はどうなるかわからないと言っている人たちが多かったですね。民主党のバーニー・サンダースの集会へ取材に行ったら、単なるキャパシティに対する人数の問題なのか、密閉された状態を避けるためなのか、理由はわかりませんけれど、急に屋外での開催に変更されたんです。

池上　二月の末に民主党のジョー・バイデンはじめ、いろいろな候補者の集会を取材しましたけれど、屋内に人があふれていました。こんな状態では、感染が広がったら予備選挙はどうなってしまうんだろうと思いましたよ。案の定、各地で選挙の延期が決定されました。

感染症の前では誰もが無力

池上　アメリカの感染拡大で問題になったのは、ルイジアナ州ですよね。二月末にニューオリンズで開催された、マルディグラが原因になったと。

増田　そうなんです。ジャズ発祥の地、ニューオリンズで毎年二月末に開催されるカーニバル（謝肉祭）がマルディグラ。フランス語で「太った火曜日」という意味です。ルイジアナ州はフランスの植民地だった時代がありますが、一七世紀末から一八世紀の頃、フランス人によってもたらされた行事です。

池上　リオのカーニバルと並んで有名だよね。仮面をつけてパレードをするお祭りで、普段なら、音楽隊がジャズをかき鳴らす中、仮装した人たちが踊りながら行進する。にぎやかで楽しいお祭りなのに……。

増田　ちょうど、その頃、ワシントン州やカリフォルニア州北部で新型コロナウイルスの感染者が確認され始めていました。マルディグラには、全米、中南米から一〇〇万人もの人たちが集まってきますので、開催するのか、しないのか、といった声もあったようです。

池上　集まった人たちは、同じコップでお酒を酌み交わして大騒ぎをするんだよね。

増田　結局、コロナ騒ぎにおかまいなしでお祭りを決行してしまったので、マルディグラ参加者の中から、数千人の感染者が出ています。

池上　参加者たちが、ウイルスを全米や中南米に持ち帰っていくわけだから、感染は拡大していくに決まっているよね。

増田　ルイジアナ州の州都であるバトンルージュには貧しい人々が多く暮らす地域があります。ここを取材したことがありますが、薬物依存の問題が深刻なんです。親が施設に収容されていたり、母子家庭が多かったり、その結果、貧困の連鎖が止まりません。子どもの保育や教育問題も喫緊《きっきん》の課題です。

池上　ルイジアナ州知事が、医療機器がまったく足りていないと会見を開いていましたね。こういうふうに感染症が広がると、医療を受けられるかどうかといった問題が出てきます。例えば、ドイツは人工呼吸器をたくさん持っているんですね。一方、イタリアやフランスは数が少ない。それぞれの国の医療の底力とでも言えばいいのかな、どういった準備が普段からされているのかが、歴然と差になって現れてきます。

増田　日常的な医療体制の差ですよね。あとは、社会の危機に対する意識の違いが出ます。医療に関しては、それに対する考え方や制度が国ごとに全然違います。

池上　アメリカは、国民皆保険が整備されていませんから、こういうときに弱さが出ますよね。バーニー・サンダースが主張するように国民皆保険を整備するべきかどうか、議論が今後さらに広がるかもしれません。

増田　アメリカでは、移民や難民への風当たりが強くなっています。彼らがウイルスを蔓延させているのではないかというのですね。

池上　トランプ大統領は、検査の無料化を打ち出しましたけれど、それでも問題があるようですね。

増田　不法滞在している人たちに、アメリカ国内にいる今の立場は法律的には守るから、検査を受けて下さいとメッセージを発しているのです。でも、検査を受けたところで、その履歴が残ることで、その後祖国へ送還されるような事態が起こるのではないか。医療費が今はかからないと言われていても、後で膨大な額を請求されるのではないか。そんな不安があって身動きのとれない人たちが多くいるんですね。

池上　移民や難民に厳しい態度をとっているトランプ政権に対して、そういうふうに考える人がいても仕方がないかもしれません。国民皆保険が整備されず、トランプ大統領の移民や難民に対する普段の態度が感染を広げる一つの要因にもなってしまった。

増田　実際、トランプ政権は、二〇一九年夏に、低所得者向けの公的医療保険（Medicaid）や住宅補助、政府の食費補助（フードスタンプ）などの公的扶助を三年間で一年以上受けたことがある低所得の「合法移民」について、ビザ（査証）の延長や永住権（グリーンカード）取得を制限する新規則を発表し、二〇二〇年二月下旬に施行しました。お金のある移民は認めるけれど、アメリカ政府の財政負担になるような移民は出て行ってもらう、という考え方が背景にあります。中南米からの移民に対する敵対意識ですね。そのため、病院やクリニックに行くことで自分の状況が把握されてしまい、ビザを延長したり、グリーンカードを取得したりするチャンスを危うくする可能性があるという恐れから、検査・治療を求めるのを躊躇《ためら》う人がいるようです。

池上　移民たちは、心理的に追い詰められているよね。

増田　今回の危機をいいことに、トランプ大統領は、カナダ、メキシコの国境警備を強めようと、一五〇〇人の兵士を送り込んだそうです。「外国からウイルスが入ってくるような事態なんだから、国境を厳しく取り締まらなければならないんだ」と。

池上　こんな対応ばかりしていたら、いくら、無料で検査を受けられるから、と言われても、移民の人たちは行かない。それがどれだけ危険なことか、わかってない。

増田　新型ウイルスには免疫がないから、皆が等しくかかる可能性があるのに。

池上　本当だね。ウイルスの前では、みんな、無力だね。

増田　こうして感染症が広がると、思い知らされる気がします。

池上　けれどこうして感染症が広がる過程で、検査や治療が受けられるか、受けられないか。受けられない人も多いとなると、それでは不平等じゃないか、といった感覚も生まれる。

増田　もちろんこういうときであっても誰もが検査ができて、医療を受けられて、医薬品や衛生用品が行き渡った方がいいに決まっています。

池上　原因さえわかれば、感染症への対処法はわかりますよね。ペストにしても天然痘にしても昔は原因がわかりませんでした。わからなかったから、誰もが一律にかかる可能性があったわけです。

増田　予防も治療の方法もありませんから。

池上　しかし今では、例えば、この症状であればインフルエンザだから、タミフルを飲めば重症化しないなど、治療法があります。こういった知識があるからこそ、お金持ちは、ではこうしようと対策がとれるんです。だけど途上国であれば、例えばインフルエンザが広がっても、タミフルなんてありません。そういうある種の不平等な局面が生まれてしまうのは、原因がわかってきたり、医療制度の格差によったりするところが大きいですよね。

増田　今回、イギリスでは、なぜ政府の要人だけが検査を受けられるのかといった批判もありました。ここは両面あると思っています。指揮を執る人たちが感染症になってしまうのはやはり困りますから、そこはチェックをして欲しい。その人たちが倒れてしまったら、誰が指揮を執るのかという問題が出てきます。いざというときの危機管理はあるでしょうけれど、そういう検査や医療体制も危機管理の一つと捉えることはできるかもしれません。ですからどう対策をとればいいのかわからない現状では、格差を言い出したらキリがないところもあると思います。

池上　二〇〇九年に新型インフルエンザが流行したとき、当時の日本政府は、ワクチンができた際、まっさきに投与するのは医療関係者との方針を出していました。ワクチンの量が限られていますから、優先順位が決まっているんです。

増田　しかしこうして新しい感染症や病気などが出てくると、対処法がわからないことの方が多いですから、病気の前では誰もが平等だということを再認識することになるんです。

歴史から見えてくる感染症と人間のあり方

池上　どうやったら対処できるかわからないことが多い新しいウイルスが蔓延《まんえん》している、こういう世界の状況下で争っている場合ではないですよね。世界中が一致団結して、ウイルスと戦わなければなりません。感染症によって戦争が収まったり、戦争していたために感染症が広がってしまったりという歴史があります。そういった過去に今、私たちは学ぶ必要があります。

増田　人間は、なんでも封じ込めることができて、対策を立てれば対応できると勘違いしているところがあると思うんです。でも、こういう新しいウイルスが出てきたときに、人間も自然の一部で無力な部分もあるのだと、謙虚な気持ちで向き合っていく必要があると思います。

池上　私たちが謙虚な気持ちを持つためのきっかけにすることもできるかもしれません。人類の歴史というのは、感染症に翻弄されてきたわけですよね。私が学生時代に習った世界史では、こういった戦争がありました、あるいは、教会の権威が徐々に落ちましたといった書かれ方をしていることが多いですけれど、その裏には感染症が大きな影響を及ぼしていた。そんなことを知ると、驚くんですよね。単に私の勉強が足りなかっただけかもしれませんけれど（笑）。

増田　いえいえ（笑）。教科書を見直すと、書いてあることもあれば、案外書かれていないこともあります。

池上　そういう歴史をきちんと学んで知っていたら、もっと人間の営みというものを見直すことができたかもしれません。

増田　字面《じづら》の情報だけで見ているより、やはり現実の病気というのは当たり前ですけれど、恐ろしいものですよね。これだけたくさんの方が亡くなったり、苦しんでいたりする状況になると。

池上　社会にも閉塞感が生まれてきます。

増田　ペストは、黒死病と呼ばれていましたよね。黒い斑点が出て多くの人が亡くなっていくことを、当時の人がどれほど恐れていたか。そこから立ち直るために、絵画を残したり、いろいろなことをしたんですね。恐れを少しでも昇華するために感情や経験を吐き出して、どうにか多くの人たちの間で気持ちを共有していったのだと思います。そして危機を乗り越えた人たちが、転換を図り、日々の生活を取り戻す過程で積み上げたものが社会や歴史、文化を変化させてきたのではないでしょうか。

池上　一五六二年に制作された、ブリューゲルの「死の勝利」という絵には、骸骨のような人物が描かれています。どうしてこういった絵が描かれたのかと思っていました。今回、こうして歴史を振り返っていくと、その背景には、ペストが広がっていたという時代背景があるんですね。改めて見直すと、ヨーロッパの絵画には死が隣り合わせに描かれていることがよくあるんですよね。ペストや天然痘によって、人々が苦しめられていた状況に対する恐怖心から生まれた絵画も数多くあるのだろうなと思います。歴史を見ていくと、その絵を描かざるを得ない画家たちの気持ちが改めてわかる気がします。

自然に翻弄されてきた人間を知ることで見えるもの

増田　感染症はじめ病気に立ち向かってきたからこそ、宗教の力もヨーロッパでは大きいんです。宗教というようすがないと、日々の生活の中で生きていけなかった。

池上　困難なことが多いから、どうしても何かに頼りたくなる。例えば、それが日本では、奈良の大仏につながっていくわけだね。

増田　おもに八世紀、奈良時代の歴史が書いてある『続日本紀《しょくにほんぎ》』を読んでいくと、ウンカという害虫の発生や不作、凶作といった記述があって、そのたびに元号を変え、都を転々と移すわけです。そうした中、疫病、このときは天然痘の流行があって、聖武天皇が大仏造立を命じました。太刀打ちできない病気が蔓延すると、人は何かよすがを求めて平和を祈ってきたんです。

池上　『聖書』の中にも、バッタが大量発生したといった話があります。今また、アフリカからパキスタン、そして中国へと大量のバッタが迫っています。人間は常に自然に翻弄されてきたんです。

増田　そうですよね。だから歴史書の原典を読むことっておもしろいんです。すべてを読めなくても何度も同じ用語が出てくると、意味がわかるものであれば理解できますし、たとえ意味がわからなくても、そのことが重要だとわかりますよね。もちろん意味は調べればいいのですが。原典に書いてある事実を土台につくられるのが教科書なんです。ですから教科書を読むときに、資料集や原典を照らし合わせながら読むと、歴史への興味や理解が広がるはずです。

池上　なるほど、さすがです。原典や資料に当たってみることが大切なんですね。高校生向けの資料集を改めて読むと、きちんと感染症のことも書いてあるんですよね。平清盛は熱病で死んだとありますが、実はマラリアと考えられているとあります。当時、日宋貿易で交流が広まった中国大陸から持ち込まれたマラリアが原因だということなんです。

増田　人や物の行き来があると当然、病気も行き来するということです。

池上　人間は、感染症を防御するために交流を抑えるようなシステムも考えてきたんです。今回、改めて勉強してみたら、インドで古来伝わってきた身分制度のカーストも、感染症を防ぐためにつくられてきたのではないかという説がありました。もちろん現代においては差別的な制度をどうにかしなくてはなりませんけれど、当時はウイルスなどの病原体が原因とはわかりませんから、病気の人たちやその人たちと暮らしている人、自分たちとは違う病気にかかる人たちと交流しないよう、そういった制度が生まれた側面も確かにあるかもしれません。自分たちに抗体のない病気にかかる人たちとなるべく関わらないように、生活を厳格に分けるという発想が生まれたというのは、あり得るかもしれないです。積極的な対処方法がない新型コロナウイルスもその対策は、とにかく人との接触を極力避けることですから。

増田　感染症をはじめとした病気は社会制度にも大きな影響を与えますから、

病気が広がった後には経済の面でも大きな変化があります。人が多く亡くなると、社会的に様々な課題が増えます。それに対応するため、徳政令が発せられたり、税金のシステムが変更されたりなど、何らかの経済政策がなされるんです。そういう見方をすると、歴史が違って見えてくることがあります。

池上　新型コロナウイルスの感染の拡大を受け、トランプ大統領が日本円にして二二〇兆円の経済対策をとった中に、大学生向けの学費ローンの利子の免除が入っています。これは民主党の大統領候補として活動していたバーニー・サンダースの政策の一部を入れている。バーニー・サンダースの支持者を取り込もうという面もありますが、ある種の徳政令ですよね。政府が利子を払わなくていいといっているわけですから。

増田　こうして人類と感染症の関係を歴史から見ていくと、いろいろなことに気づきます。今、世界中で多くの方が困難な状況に立ち向かっています。今回の本で歴史を振り返ることで、このような状況を生きるみなさんにとっても、何かを考えるきっかけになればと思っています。

1665	**<ペストの流行第二波>** ロンドンでペストが流行 犬と猫をすべて殺すように条例で定める。ネズミも殺される ニュートンが万有引力の法則を発見
1679	ペストの流行により、ウィーンで15万人あまりが死亡
1885	**<ペストの流行第三波>** 中国雲南省起源のペストが広がる 北里柴三郎が香港で調査
1914〜1918	第一次世界大戦
1918〜	**スペイン風邪が世界的に大流行**
1920	マックス・ヴェーバーがスペイン風邪で死亡
1947	『ペスト』（カミュ）刊行
1980	WHOが天然痘の根絶宣言
2002〜2003	SARSがアジアを中心に広がる
2012	MERSが広がる
2014〜2016	エボラ出血熱がアフリカから広がる
2015〜	MERSが再び広がる
2019〜	新型コロナウイルス

世界の感染症　年表

前14世紀	ツタンカーメンがマラリアにかかり死亡
前12世紀	ラムセス5世が天然痘にかかり死亡
前5世紀	ペロポネソス戦争が起こる **アテネで疫病（天然痘、または麻疹）が広がる**
6世紀	ユスティニアヌス大帝の疫病（ペスト） 東ローマ帝国の人口が半減、東ローマ帝国の衰退
8世紀	**天平の大疫病で天然痘が広がる** 奈良の大仏（盧舎那仏）造立
12世紀	平清盛が中国大陸からもたらされたマラリアにかかり死亡
14世紀	ダンテが『神曲』を完成させた直後、マラリアにかかり死亡
	<ペストの流行第一波> ヨーロッパでペストが流行。ネズミのノミが原因とされている ユダヤ人陰謀説が流布
1492	**コロンブスが新大陸到達（コロンブス交換）** **ヨーロッパに梅毒が持ち込まれる**
1512	日本で梅毒の感染者が発見される
1515	スペイン人によってカリブ海イスパニョーラ島に天然痘が持ち込まれる
1521	スペイン人によってアステカ王国が征服される。天然痘が広がる
1533	**インカ帝国滅亡。天然痘が広がる**

感染症対人類の世界史／目次

第1章

シルクロードが運んだ病原菌

なぜイタリアとイランに患者が多いのか

池上　今回の新型コロナウイルス感染症（COVID-19）は全世界的に広がってしまいましたけれど、中国からパンデミックが広がった当初、イランとイタリアの感染者がとても多かったですよね。中国からウイルスが広がって、西へ西へとユーラシア大陸に広がっている。これは、シルクロードと関係があるのではないか、と思ったのですが。

増田　確かにそうですけれど、今の時代、馬やラクダに乗って陸路を人が移動しているわけではないですからね。

池上　それはそうだ（笑）。要は関係が深くて、人の行き来が多い国や地域に感染が広がっていくのだなと。人の交流が増えると、感染が広まる確率が上がりますよね。

増田　そういうことが今回、歴史を見ていくとよくわかります。

池上　それで、これは現代版シルクロードと言われている「一帯一路」が関係しているのではないかと考えたんです。一帯一路は、二〇一三年、中国の習近平国家主席が打ち出した、アジアとヨーロッパの経済交流を活発化させる構想です。

増田　一帯一路には、陸路と海路があります。陸路の方が「一帯」、海路は「一路」です。陸路は一帯といっても、六本もあるんですよね。中国からヨーロッパまでは鉄道でつながっています。イタリアは、海路の「一路」でもつながっています。馬やラクダではなく、現代は鉄道や船でつながっているわけですね。

池上　鉄道の方は、海路より速いし、空路よりコストも抑えられるので、どんどん中国とヨーロッパの物流が盛んになって輸出入が増加しています。そこでイタリアは、海路の方でより緊密に中国との交易を増加させて、資本を呼び込もうとしたんです。その結果、二〇一九年にG7で初めて、イタリアが一帯一路構想への参加を表明しました。それで政府はもちろん、民間の交流がかなり盛んになっていて、これまで以上に行き来する人が増えているんですよね。イタリアで働いている中国人も多くいるし、中国からイタリアへの投資もすごく増えています。

増田　だから中国は、自分の国で新型コロナウイルスの流行が収まってくると、イタリアに積極的な医療援助などを開始したと。中国はイタリアに恩を売っているんですね。

池上　そうなんです。もちろんそれ以前から中国の経済状況がよくなったことで、中国から世界中に仕事や観光旅行で出かける人、留学生が増えたことが、行き来が多くなった理由の一つでもあります。また、イタリアは世界的な観光地ですから、元々世界中から人が来ている。だから中国からの観光客もきっと多かったはずです。とにかく、そういった交流が、ウイルスの広がり方に大きな関係があるのでしょう。

増田　副大統領や保健省の次官まで新型コロナウイルスに感染するなど多くの人に広がっているイランは、どういう理由が考えられるんですか。

池上　イランにも中国はすごく入り込んでいるんです。イランは核開発をめぐってアメリカから経済制裁を受けています。二〇一八年、トランプ政権が核開発についてのイランとの核合意から一方的に離脱します。その後、ヨーロッ

現代のシルクロード「一帯一路」がウイルスを運んだ

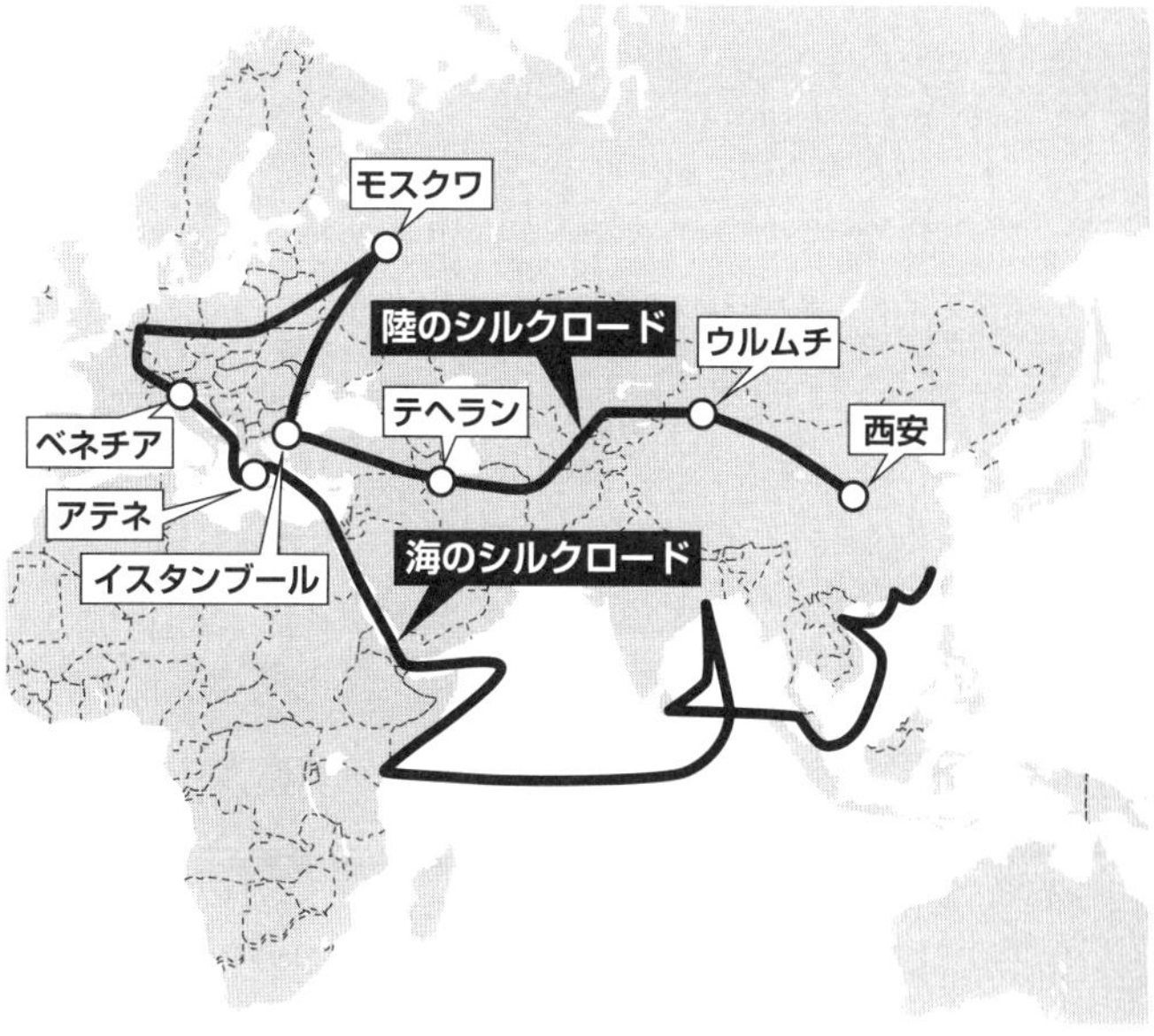

パは、イランが核兵器開発を進めないようにと交渉を続けて、微妙な関係を保ってきましたが、どこかアメリカに遠慮しているところがあります。そのため、ヨーロッパもイランへの支援は進められない状況が続いてきました。その隙をついて、中国がイランに徐々に入り込んでいます。投資をはじめ、中国人労働者や学生がイランにも増えているんです。ですからイランの保健省は、最初に感染者が発見されたゴム州に滞在していた中国人の労働者や学生がウイルスを持ち込んだ可能性が高いと発表しています。さらに州都ゴムはイスラム教シーア派の聖地でもあります。イラン各地から大勢の巡礼者がゴムを訪れるので、国内に広がったと見られています。

増田　最初の頃は話題になっていましたけれど、ヨーロッパやアメリカの感染者数が増えると、イランについてあまり取り上げられなくなりました。

池上　感染が広がると、経済制裁で医療物資も手に入りにくいですから、医療体制がうまくいくはずもない。四月六日現在で六万人もの人が感染して、死者も三七〇〇人を超えています。最高指導者のハメネイ師は、当然と言えば当然かもしれませんが、アメリカからの支援などは受けないと言っていましたからね。

増田　今では多くの国が自分たちの国でも感染が広がっているわけですから、他の国のために支援をする余裕はなかなかありませんが、日本は、WHO（世界保健機関）を通じてイランへの支援を申し出ています。日本とイランは昔から関係がいいですからね。またイギリス・ドイツ・フランスは、二〇一九年一月に設立した貿易取引支援機関（INSTEX：Instrument in Support of Trade Exchanges）を通じて、二〇二〇年三月末に医療用品をイランに輸出したと発表しました。INSTEXは、アメリカの経済制裁を回避して、医薬品や医療機器、農産物など国民生活に不可欠な物品を中心にヨーロッパとイランとの貿易を支援する機関で、今回が初めての取引だったそうです（「東京新聞」二〇二〇年四月一日）。

池上　中国の報道官が、この新型コロナウイルスは、アメリカ軍が武漢に持ち込んだ可能性があるといった内容をSNSに書き込みました。実は、その前にハメネイ師が、このウイルスは、そもそもアメリカがつくって中国に持ち込んだものかもしれない、といった発言をしているんです。

増田　それまでになかった病気が流行すると、元々関係が悪い国のせいにする。これも歴史的に繰り返されることです。責任の擦《なす》り付け合いをしても仕方がないのに。

池上　そんなことをしている場合ではないのですが、人間のなかなか進歩しないところをよく示していますよね。

感染症が歴史を動かしてきた

増田　そう言えば、イタリアではないですけれど、以前、ギリシアへ行ったとき、アテネに着いたと思ったら空港が厳戒態勢でした。空港からタクシーに乗ると、何百メートルかおきに警察官が立っていて、タクシーの運転手さんに話を聞くと、「習近平氏が来ている」と言うのです。実際に次の日、私が宿泊したホテルの目の前で習近平国家主席がセレモニーに出席していました。街中の警備がすごく厳重で移動も不自由な状態でしたから、取材はうまくいかないし、帰りは帰りで、飛行機が飛ばないと思ったら、習近平氏の飛行機が離陸するまでどの飛行機も飛ばなかったんです。

池上　それはそれは（笑）。ひどい目に遭いましたね。

増田　ええ（笑）。そして中国がアテネの港へ投資することも知りました。

池上　二〇〇九年にギリシアで経済危機が始まって以降、中国はアテネの港湾施設やその運営会社に投資しています。さまざまな形でギリシアにも中国資本が入り込んでいるはずです。

増田　アテネにまで中国が入り込んでいるのか、と驚きました。

池上　シルクロードといい、一帯一路といい、中国という国は一旦動き出すと、どんどん交易のためのルートを広げていきますね。

増田　中国のように世界を席巻しようといった勢いを持っている国には、なかなか敵わないんだろうな、という印象を持ちました。ギリシアと同じような状況がきっとイタリアでも、そしてイランでも起こっているのですね。イタリアやギリシアやイランといえば、ローマにアテネにペルシア。それぞれ歴史があって一時代を築いた地域です。そんなところが今後、同じように歴史上栄えていた中国に飲み込まれるのでしょうか。

池上　なるほど。まさにシルクロードの歴史ですね。

増田　行き来できるからこそ、交易もあれば争いだって起こります。そして病気も行き来するわけですね。最近の研究では、中国からシルクロードを通ってペストがヨーロッパに運ばれたと考えられています。

池上　当時のモンゴル帝国が、クリミアまで侵攻したときにペストをヨーロッパへ運んだという説がありますね。ヨーロッパでは一四世紀にひどいペスト被害に遭ったため、集団墓地があちらこちらにできました。丁寧に一人ひとりの埋葬などとてもできませんから、穴を掘ってそこへ大勢の死体を放り込んで埋めたのです。それが近年、発見されて掘り起こされました。その遺体からペスト菌のDNAが発見され、それが中国のペスト菌のDNAと一致したんです。中国の雲南省からシルクロードを通ってヨーロッパへ来たであろうと言われています。では、増田さん、そもそもシルクロードとは？

増田　すごい話の振り方ですね（笑）。シルクロードは、ヨーロッパと中国を結ぶ道です。諸説ありますが、紀元前二世紀頃までには東西の交易が生まれていたようです。一九世紀に、ドイツの地理学者リヒトホーフェンが、『中国』という本の中で、中央アジアを通った交易路を「絹の道」と表現しました。シルクロードはその英訳です。中国で生産されていた絹糸や絹織物が、この道を通って西方にもたらされました。絹は高価で突厥《とっけつ》やウイグルといった地域では、通貨がわりに使われていたほどです。シルクロードの主要ルートは「オアシスの道」と呼ばれる道ですが、時代とともに解釈も広がり、「草原の道」や「海の道」もシルクロードに含まれるようになりました。ユーラシア大陸の東西を結んだ交易路の総称として、中国の洛陽からイタリアのローマまで続くといった具合に紹介されることが多くなっています。

池上　なるほど。時代とともに研究が進むと、解釈も変わるんですね。

増田　はい、文献だけでなく、考古学資料の発見などがあると、歴史は塗り替えられていきますよね。
この東西をつなぐ道があったからこそ、交流が広がり、いろいろな文化も行き来して、新しいものがつくられたりすることになるんです。
池上　そうして交流が広がると、病気も行き来するわけですよね。
増田　ヨーロッパでは何度もペストが流行しているんですけれど、それがすべて中国由来かどうかはまだわかっていません。
池上　そうでした。
増田　その前からペストという病気自体はあったのですが、最も古くて大きな厄災として記録されているのは、五四三年から七五〇年にかけて繰り返し東ローマ帝国（ビザンツ帝国）を襲った黒死病、つまりペストの流行です。五四三年は、『ローマ法大全』の編纂、ソフィア大聖堂の修復などを手掛けたことで教科書に登場するユスティニアヌス大帝の時代です。ユスティニアヌス自身も感染しましたが、重症化はしなくてすんだようです。ただ、このときの流行はひどくて、最悪の状況のときは、首都のコンスタンティノープルでは、一日で一万人も亡くなったといわれています。

池上　既に紀元前二世紀頃にはシルクロードは確実にあったということですから、この頃、中国からペストが伝わっていてもおかしくはないのですが、DNA鑑定はできていないので、正確にはわかりません。あくまで推測であって、学問的にまだつきとめられていないわけです。中国かもしれないし、中東方面の可能性もあるかもしれません。

ただし、その後のヨーロッパでのペストの流行は、中国由来であることがDNA鑑定で判明しています。二〇一〇年、アメリカの科学誌「ネイチャー・ジェネティクス」の国際研究チームが一七株のペスト菌の遺伝子配列から、中国に起源があることをつきとめたのです。そのDNAが一四世紀に流行したヨーロッパのペストのDNAと一致したわけです。

増田　このペストの流行によって、東ローマ帝国の人口は半減して、国力が衰えていくことになります。ただ、歴史の教科書では、ペストの影響にはあまり触れられていないんです。

池上　感染症によって国が衰退への道を辿り始めるというのは、すごいことですよね。今回のコロナ感染拡大で経済が破綻しかかっている国々の様子を見ると、とても歴史上のことと片付けられない気がします。でも、今回の新型コロナウイルスの流行がなかったら、あまり注目されなかったかもしれませんね。そう考えると、今後の歴史の教科書では、感染症と人類の関わりについて、もっと詳しく触れられることになるかもしれません。

コラム●カミュの不条理小説『ペスト』

新型コロナウイルスの感染拡大に伴って改めてベストセラーになった。フランスの植民地だった北アフリカ・アルジェリアのある町でペストが発生。感染拡大を防ぐために町が封鎖されてしまった。こんな状況設定での人間模様を描き、話題となった。

この小説が初めて日本語に翻訳された当時は、遠い国の架空の物語として受け止められたが、中国の武漢市が封鎖されて以降、「明日は我が身」と考えた人が多かったのか、日本で売れ出した。

アルベール・カミュは、フランス植民地時代のアルジェリア生まれ。一九四二年に発表した『異邦人』が絶賛され、続いて一九四七年に発表したのが、本書だ。一九五七年にはノーベル文学賞を受賞している。

ある朝、医師のリウーは、ネズミの死体をいくつも見つける。ペストの発生だった。北アフリカの港町は、城壁に囲まれた町が多いことから、門を閉じれば町が封鎖できる。ペストに見舞われた町は封鎖され、外部と遮断された孤立状態の中で、人々は見えない敵と闘うことになる。

ペストに侵された患者の治療に懸命になる医師もいれば、町を逃げ出そうと算段する若者も出るなど、不条理に直面した人間はどう生きるべきか、読者に問いかける。

患者が続出する中で、神父もまたできることをしようとするのだが……。ペストに襲われた中世のヨーロッパでも、おそらくこのような人間模様が展開されたのだろうと想像できる。

発表当時のフランスは、第二次世界大戦でドイツに占領され、解放されたばかりのとき。当時のフランス人は、戦争体験を背景にこの本を受け入れた。

さて、私たちは、カミュの問いかけに何と答えるのか。


（池上）

繰り返される中国からの感染症の拡散

増田　一四世紀のヨーロッパでのペストの流行の前にあったのが、モンゴル帝国によるヨーロッパへの遠征と領土の拡張です。

池上　一三世紀にモンゴル帝国が東アジアからヨーロッパの広大な領域を支配して、それからペストもまた広がったということですよね。

増田　モンゴル帝国は、今のハンガリーやポーランド、トルコやクリミア半島まで侵攻します。その中でペストが広がっていったとしてもなんら不思議ではないです。

池上　一二七一年に元へと国号を変えたモンゴル帝国ですが、一三三一年からペストが流行し始めます。

増田　それが一三四七年から一三五〇年のヨーロッパのペストの流行の時期と重なりますよね。

池上　広大な国の元に隣接するというか、ヨーロッパも一部が元だったわけですから、ペスト菌が運ばれていくのは当然ですよね。

増田　モンゴル帝国（元）は遊牧民がつくった国ですから、人々は馬に乗っていました。馬といえば、世界史で中国の前漢を学ぶときに、「汗血馬」が登場します。一日に千里（四〇〇〇キロ）を走り、血のような汗を流す、といわれた名馬です。前漢の武帝は、当時、中国を脅かしていた遊牧騎馬民族の匈奴《きょうど》に対抗するために、良馬がいるといわれていた大宛《だいえん》（フェルガナ。パミール高原西側の地域）にまで使者を派遣して手に入れたのが、汗血馬でした。

池上　大陸を舞台にして戦うときに、馬は戦力として重要だったんだよね。

増田　そうなんです。モンゴル帝国は、厳しい軍律で遊牧民を編制して軍団を組織して、機動性に優れた軽装備で馬に乗っていたわけです。そして強力な武器を彼らは持っていました。あの元寇の際にも登場する火薬を使った武器です。こうしてヨーロッパへ火薬が持ち込まれます。

池上　感染症もですが、本当にいろいろなものが交流によって持ち込まれていきます。

増田　元の遠征には、ムスリム商人が情報や資金、物資の援助をして協力してくれたんです。

池上　そうなんだ。ムスリムつまりイスラム教徒たちの国では、ペストの流行はなかったのかな。

増田　この一四世紀のペストの流行のときは、エジプトを中心にしたマムルーク朝でも当然大流行していています。

池上　協力したのに、とんだ災難だね。

増田　交流が盛んな国の人同士で感染が広がるのは、今も昔も変わりません。モンゴル帝国、つまり元の人たちは、一日一〇〇キロも移動したといわれています。それは、替え馬を用意していたことで可能だったようです。要は、駅をある程度の距離ごとに道に配置して、そこに馬を用意して、乗り継ぐのですね。それで広大な範囲の領土を管理し、支配することに彼らは成功したのです。

池上　あれだけ広大な土地を支配するには、そういうスピードが必要ですよね。何かあってもすぐに対応できなければ、広大な土地ですから、国があっという間に分裂してしまう可能性だってある。それにしても、そんな強力な元に日本は負けないで本当によかった。元寇で日本が負けていたら、きっと日本にもペストが蔓延する結果になっていたでしょう。島国で助かったところがあります。

増田　島国だからいいところと悪いところがきっとあると思いますよ。大陸の陸続きの国家と島国とでは、どこか考え方が違うでしょうし、いろいろな危機に際しても、考え方や対応の仕方が変わってくるのではないでしょうか。

池上　なるほど。しかし中国のせいとは言いませんが、中国から感染症が拡散することが多いのは否めないような気がします。一九世紀にもペストが中国から広がります。当時ペストは、中国南西部の雲南省の病気として知られていました。それが広東省に広がって、世界中に広がっていきます。原因として考えられている一つの説があります。きっかけは、一八四〇年に起こったアヘン戦争に清が負けたこと。清は、インドからのアヘンの密輸を禁止するんです。そうすると、どうなるか。輸入できないのであれば、国内で自分たちでつくろうと。

増田　こわい話ですね。

池上　アヘンが禁止されるのですから、何がなんでも欲しくなってしまう（笑）。そのアヘンを栽培した地域の一つが雲南省で、そこからアヘンと共にペストも広東省へと広まったというのです。

増田　まあ、中国は土地も広いですから、隣接する地域も多くなる。そうすると、そういった地域との交流で広がる可能性も高いのでしょう。

池上　当時としては、アヘンも重要な交易材料でした。

増田　現代に生きる私たちは、アヘンのような麻薬を取引するなんて、と自分たちの常識で考えがちですが、貿易品目一つとっても、その時代ごとの状況があるんですよね。

池上　そうなんだよね。

増田　それと、今と違って昔は家畜と近い暮らしをしている人たちが多くいたので、感染症が広がるのは仕方がない部分もあったと思います。

池上　野生動物を家畜化したことで、動物が持っているウイルスや細菌によって、人間にもいろいろな感染症が広がるわけですからね。確かに昔は豚と一緒に人間が暮らしていました。同じ屋根の下に住んでいた豚が人間の排泄物を食べてくれるという、とってもエコな暮らしでした。

増田　エコといえば、エコですが……。

池上　いやいや、人間も自然の一部であるという増田さんの話の通りだよなと。人間も動物ですし、その人間同士の往来が盛んになると、病原体が広がっていくわけです。

増田　そして歴史はそれを繰り返すということですよね。

過去に幾多の感染症が、交易を通じて拡大しました。一段とグローバル化が進んでいる現代だからこそ、新たな感染症の発生と拡大に対する警戒が必要だということを、改めて痛感しますね。

人と物が感染症を運ぶ

紀元前2世紀～	**シルクロードの形成**
13世紀～14世紀	**モンゴル帝国の成立**
	↓ 東西の交通整備、文化の交流が盛んに
	このルートを通ってペスト菌がヨーロッパへ
	↓
1347～1350	**ペストの大流行**
21世紀	**中国の一帯一路**
	アジアとヨーロッパを陸路と海上航路でつなぐ物流ルート
	↓
	このルートを通って新型コロナウイルスがヨーロッパへ
	↓
2019～2020	**新型コロナウイルスが大流行**

第2章

世界史をつくった感染症——天然痘

古代エジプトのラムセス五世のミイラに天然痘の痕跡

池上　増田さん、一時期、ミイラのことを随分いろいろと調べていましたよね。

増田　ええ。

池上　古代エジプトのラムセス五世に天然痘の痕跡があったって、増田さんから教えてもらった覚えがあります。

増田　そうです、そうです。ラムセス五世のミイラに天然痘の痕跡があって、それが一番古いものだそうです。

池上　ミイラを調べたわけだね。

増田　ミイラを調べるといろいろなことがわかるんですよ！

池上　どういうことを調べると、死因がわかるんですか？

増田　もちろんDNA鑑定がありますし、あとは保存がいいミイラは痕跡からわかることも多いんです。例えば、天然痘であれば、皮膚に疱瘡《ほうそう》、要はぶつぶつができますから、そういうところからです。

池上　なるほどね。そう考えると、天然痘というのは、えらく古くからあった病気なんですね。

増田　そうなんですよ。そして他のミイラからもいろいろなことがわかってきているんです。

池上　ミイラに魅入られているんですね。ミイラの話になると止まりそうもないので（笑）、感染症に話を戻しましょう。

増田　ツタンカーメンのミイラを調べたら……。

池上　いやいや、まだミイラですか（笑）。

増田　諸説あるんですけれど、ツタンカーメンはマラリアで死んだと言われています。他にも約四八〇〇年から五五〇〇年くらい前の古代エジプトのミイラからもマラリア原虫のＤＮＡが発見されています。そのため当時、マラリアで亡くなった人たちが多かったのだと考えられています。

池上　おお、またもや感染症！　そうそう、私はよく大学で学生たちにも質問するんです。人間を最も多く殺しているものは何かと。

増田　えっ。

池上　それは、蚊なんです。

増田　なるほど。

池上　マラリアは、マラリア原虫を体内に持っているハマダラ蚊が人を刺すことで、感染します。

増田　あとは、デング熱やジカ熱なども蚊を媒介してかかる感染症ですね。

池上　ええ、蚊は怖い生き物ですよね。様々な感染症を媒介します。では、蚊の次に人間を殺しているのは？

増田　なんだか嫌な質問をしていますね……。

池上　それは人間です。人間同士による戦争も本当に多くの人を殺してきました。ただ、その人間同士の戦争さえも、ときに感染症によって左右されることがあります。その一例が、アテネがスパルタに負けたときのことです。

コラム●「ミイラ」の作り方

ミイラと聞いて、みなさんは何を思い浮かべるだろうか。ツタンカーメンの黄金のマスク？　それとも、包帯でぐるぐる巻きにされた遺体？　いいえ、当時の誰もがそんな「立派な」ミイラになれた訳ではないのだ。「エジプトはナイルの賜物」と表現したヘロドトス。古代ギリシア時代の「歴史の父」と呼ばれた人物だ。この言葉は、彼の代表作『歴史』の中に登場する。作品の主題はペルシア戦争だが、エジプトの人々の生活や文化についても記述している。

中でも興味をそそられるのが、ミイラの作り方だ。エジプトには、ミイラ作り専門の職人がいて、料金によって作り方が松竹梅の三つのコースに分かれていた。松（上級）の場合、先の曲がった刃物を鼻孔から入れて脳をかき出し、左わき腹にエチオピア石（黒曜石。ガラス質でよく切れる）で切れ目を入れて、胃、肝臓、腸、肺などの内臓を取り出す。脳は捨ててしまっていたらしいが、その他はそれぞれの内臓の守護神の頭が蓋になっている「カノポス壺」に収められて、ミイラと一緒に保存される。心臓は魂のありかと考えられていたので、決して触れてはならなかった。内臓を抜き出した後には、没薬《もつやく》（ゴム樹脂）、肉桂《にっけい》（シナモン）などを防腐剤や香料として腹腔《ふっこう》に詰め、縫い合わす。そして、ナトロン（炭酸ナトリウム）に浸けて七〇日間置く。その後、遺体を洗い、亜麻布で作った包帯で全身を巻き（この段階がよくあるミイラのイメージ）、人型をした木箱に納めて立てて安置するという。

竹（中級）の場合には、内臓などは取り出さず、肛門から杉油を注入して逆流しないように留めてから、ナトロンに浸けておく。七〇日目に杉油を体外に排出させれば終了だ。杉油は、内臓を溶解させる効果があり、ナトロンは乾燥させる効果があるので、立派なミイラの出来上がり！　梅（下級・財力なし）に至っては、下剤を用いて腸内を洗浄したあと、ナトロンで乾燥させるだけだった。もちろん、何も施さずに遺体をほったらかしにしておくだけの場合もあった。

古代エジプト王ラムセス五世が天然痘で亡くなったと考えられているのも、最高級の松コースでミイラが作られていて、保存状態が良く、顔に膿《のう》疱《ほう》の痕が残っているのが確認できたからである。（増田）

民主政の先進都市国家アテネはなぜ敗れたのか

増田　アテネがスパルタに負けたのは、ペロポネソス戦争（紀元前四三一年〜紀元前四〇四年）です。アテネがスパルタと戦っているとき、アテネの指導者だったペリクレスが疫病で死んでしまったんですよね。

池上　古代ギリシアで民主政を確立したアテネが、とんでもない国のスパルタに負けてしまった。民主主義はひ弱なのか。高校生のとき、そういう思いを持ちました。

増田　やっぱり優等生ですね（苦笑）。

池上　いや、それくらいの記憶しかないから、ペロポネソス戦争の勝敗に感染症が関わっていると今回知って驚きました。本当に感染症が歴史を変えているということがわかりますね。

増田　正確なことはわかりませんが、歴史家のツキディデスがペロポネソス戦争について記録した『戦史』にいろいろなことが書かれているんです。

池上　「ツキディデスの罠」という言葉で知られていますよね。古代ギリシアでは、アテネが急激に勢力を増してきて、ギリシアで大きな勢力を持っていたスパルタがアテネの伸張を抑え込もうとして、ペロポネソス戦争が起こりました。この話から、何か新しい勢力が強力になってくると、それまでの力関係が崩れて、戦争が起こるという意味でこの「ツキディデスの罠」は使われています。これはアメリカの国際政治学者グレアム・アリソンが、二〇一三年六月に『ニューヨーク・タイムズ』に寄稿した論考で使った用語です。覇権を握っていたアメリカに対して、中国が急激に勢力を増すことで、米中戦争が起きかねないから、両国の首脳は気をつけなければならないと警鐘を鳴らしたんです。

増田　「歴史は繰り返す」であって欲しくないです。ただ、細かく見ると、当然状況は異なります。古代ギリシアでは、ポリスという都市国家があちこちにできたわけですけれど、その都市国家同士が覇権争いをしていました。

池上　確かに今のギリシアに行ってみてわかるのは、地中海に向かって傾斜がある地形が多いので、人が住める土地はぽつんぽつんとあるということです。そういう地理的条件があって、ポリスが形成されたわけですよね。

増田　ただ、覇権争いをしている中でも、ギリシアを侵略しようと、エーゲ海を挟んだ東側から攻撃してくるアケメネス朝ペルシアと戦うときは、ギリシア側も団結して戦っていたんです。そしてペルシアの侵攻を抑えていました。アテネは、ペルシアからの攻撃に対抗するため、ギリシア側でデロス同盟を組みます。アテネが中心になっているので、スパルタとしては当然おもしろくなかった。それでスパルタが中心になって、ペロポネソス同盟が組まれ、デロス同盟のアテネとの戦争が始まります。それがペロポネソス戦争です。

こうして起こったペロポネソス戦争では、アテネは城壁の中に人を集めたがために、疫病が蔓延したんです。これも『戦史』に書かれています。その原因が実は感染症だったと考えられています。

池上　なるほどねえ。その疫病が、天然痘だったのではないかと。

増田　あるいは麻疹《はしか》の可能性もあると言われていますが、とにかく顔に赤いぶつぶつが出たらしい。ですから、なんらかの感染症だったのではないかと言われています。これが感染症に関して残っている記録で一番古いものなんです。

池上　歴史の原典の中にも感染症が記されてきたわけですよね。

フェイクニュースはここから？　デマの語源は紀元前の出来事

増田　ペリクレスは優秀な政治家であり武将でした。彼は指導者としてアテネに民主政を完成させたんです。その彼が疫病で亡くなってしまい、その後、我こそはと様々な指導者が雨後の筍のように出てきます。しかし戦争を煽るようなことをするんです。

池上　外敵をつくって支持を得ようというのは、古来、政治家の常套手段なんだよね。

増田　そういった政治家のことをギリシア語でデマゴーゴスと言いました。そこからデマゴギーというドイツ語になって、日本語の「デマ」という言葉の語源になったという話です。

池上　デマを言う人のことを、英語ではデマゴーグというよね。まあ、アメリカのトランプ大統領なんて典型だけれど。

増田　そんなはっきりと（笑）。政治家の役割ってなんなのかと考えてしまいます。

池上　古代ギリシアを見ていると、外敵がいればまとまるんですけれど、いなければいないで、すぐ内輪の争いが始まる。まるで自民党みたいなものですよね。

増田　どうしてですか？

池上　選挙だというと、まとまって他の党と戦うけれど、選挙が終われば、党首選びの争いがすぐに始まりますから。

増田　少しスケールが違う問題のような気もしますけれど……。

池上　ただ最近は小選挙区制度なので、同じ党でも首相官邸の意向にそわないと、刺客を送り込まれたりします。

増田　ああ……。

池上　今の時代にもつながっているところがあるということです。

増田　あちらとこちらといった具合に、区別して線引きをしようとするところも昔からずっと続いているんだなと思います。古代ギリシア人は、自分たちを優れた民族だと思っているんです。彼らは、自分たちは共通の言語と神話を持っていて、自らをヘレネス、つまり神の子と呼んでいました。一方、ギリシア人以外の人たちのことをバルバロイと呼んでいたんです。わけのわからない言葉を話す人という意味ですが、要は、ギリシア人は特別だということです。

池上　中華思想における夷狄《いてき》ですよね。自分たちとは異なる民族に対する蔑称です。本当にどこの国や民族でも、こういう差別的な意識を持つ人や状況はあるんですよね。日本でも、幕末に尊王攘夷を訴える武士たちがいました。この攘夷とは、夷狄を国内に入れない、つまり外敵を撃ち払い日本へ入国させないことです。もちろん国力からすると、当時の日本が海外から人を入れてしまえば、自分たちの国がどうなるかわからないという時代でもありましたから、そういった意見を持つ人がいても仕方がない側面もあったでしょう。自国第一主義というのは昔からあって、いつの時代の人間も大して変わらない、同じだなと思わせますよね。

増田　交流が増えて、人の行き来が盛んになることで不安が増す局面もありますよね。違う文化を持った人がわっと押し寄せてくれば、自分たちはこれまでと同じような暮らしができるのだろうかと。今の移民や難民の問題でも同じような不安を抱く人たちがいます。そういう状況の中、感染症などが広がると、よそから来た人たちへの猜疑心が高まるという状況もずっと続いてきていることです。

コラム●『女の平和』はこの頃書かれた

アテネとスパルタによるペロポネソス戦争の最中に、古代ギリシアの喜劇作家アリストファネスによって書かれ、紀元前四一一年にアテネで上演された喜劇。

ペロポネソス戦争は、途中に六年ほどの停戦を挟みながらも紀元前四三一年から紀元前四〇四年までの二七年間も続き、人々は疲弊しきっていた。アテネの多くの優秀な人材が失われた。そんな時代背景の下で、この作品は書かれた。

アテネとスパルタの戦争に明け暮れる男たちに愛想を尽かした女性たちが、戦争をやめさせるためにセックス・ストライキに立ち上がるという奇想天外な物語だ。

作品では、アテネとスパルタの女性たちが協力して男たちに立ち向かい、というよりは、協力して男性たちを無視。夫たちの要求（欲求）を拒否し、戦争を止めるように求める。

その過程では、夫恋しさにストライキから逃げ出そうとする女性の姿も描かれるなど、下品になりそうな話をユーモアに包んで展開する。

結局、欲求不満に耐えかねたアテネとスパルタの男たちは、渋々和平交渉を始め、和平が成立して、めでたし、めでたしとなる。

子どもを産み育てる女性たちは、一般論として男たちより平和を求める思いが強いと言われる。この喜劇に、そんな女たちの願いが描かれている。

喜劇とはいえ、戦争の最中に反戦をテーマにした劇が上演できたというのは、アテネという都市国家の民主政の成熟度を示すものだろうか。

アリストファネスは皮肉屋な側面もあり、同時代の哲学者であるソクラテスを揶揄する戯曲も書いている。

（池上）

スペインがアステカ王国、インカ帝国を破ったのは天然痘が原因だった

池上　天然痘といえば、「コロンブス交換」です。

増田　一五世紀から一七世紀にかけての大航海時代のことですね。コロンブスがスペインを出発し、アメリカ大陸に到達したのが一四九二年です。

池上　コロンブスの「発見」と言いがちですが、大陸自体はずっとそこにあって、その大陸に元から住んでいた人たちもいたわけですから、コロンブスが「到達」したということです。

増田　ヨーロッパ側からの視点ですよね、「発見」といってしまうのは。

池上　そうなんです。

増田　同じ頃、ポルトガルも航海事業に着手していました。一四九八年にヴァスコ・ダ・ガマが喜望峰経由でインド西岸のカリカットに到達します。こうしてスペインとポルトガルが中心になって、アメリカ大陸やアフリカ、アジアとの交易が始まります。

池上　大航海時代ですね。ただ、交易といっても、その後は、西欧による「発

見」した土地の植民地化や奴隷の問題、帝国主義にもつながっていくわけですよね。

増田　一四九四年には、スペインとポルトガルが、その「発見」した土地の互いの領土を区分するためのトルデシリャス条約を早速結んでいます。

池上　スペインとポルトガルが勝手に世界を二分したんでしょ。だから南米ではブラジルだけがポルトガル領で、あとはスペイン領になったんですよね。勝手なもんだ。

増田　世界史では、ヨーロッパから織物や雑貨をアフリカに運び、アフリカから黒人奴隷をアメリカ大陸へ連行し、アメリカからは砂糖や綿花がヨーロッパへ運ばれた「三角貿易」が行われたと習いますよね。そしてこの交流の時代に様々な文化や物がヨーロッパとアメリカ大陸を相互に行き交うことになります。

池上　ここまで読んで下さった方たちであれば当然おわかりでしょうが、人の往来が増えますから、もちろん感染症も行き来するわけです。

増田　ヨーロッパからは、天然痘、そしてインフルエンザやペストもアメリカ大陸へ運ばれます。

池上　アメリカ大陸からヨーロッパへ持ち込まれた感染症は、後ほど詳しく触れましょう。

増田　なんだか含みのある言い方ですね。

池上　いやー、そんなことはありませんよ。

増田　本当ですか。

池上　先を急ぎましょう。

増田　アメリカ大陸では、最初は特に天然痘の被害が大きかったようです。まずはカリブ海のイスパニョーラ島、現在のドミニカ共和国とハイチですね、この島で被害が広がります。コロンブスは一四九二年にハイチに到達しますが、五〇万人ほど住んでいた先住民たちは天然痘の免疫がないため、ヨーロッパ人たちが持ち込んだ天然痘があっという間に広がり、三分の一ほどまで人口が減り、一五〇八年には六万人、一五一〇年には三万三〇〇〇人にまで減少したというのです。ついには一五四二年には、二〇〇〇人を切ったそうです。

それからさらにカリブ諸島を次々と様々な感染症が襲います。そして現在のメキシコに栄えていたアステカ王国でも天然痘の犠牲者が多く出ます。一五一九年、スペインのコルテスはアステカ王国の征服を目論んで武装した軍隊を率いて、アステカ王国の首都であるテノチティトランへ向かいます。その人数は六〇〇人ほど。対するアステカ王国の人口は数百万とも言われています。

コルテスは、当初は敗走するのですが、一五二一年に再度首都への攻撃を開始。その結果、コルテス率いるスペイン軍が勝利します。実は、前年の一五二〇年に、アステカ王国では天然痘の感染が広がり、人口の半分を失ったとも言われているんですよね。

池上　そんな状況で攻撃されたら、アステカの人たちは反撃態勢もなかなかとれないし、自分たちの仲間は天然痘で倒れるのに、スペイン人たちは平気となれば、とても不安になるよね。

増田　当然、アステカの人たちにとっては、なんで疱瘡ができてバタバタと人が死んでしまうのか原因がわからないわけですから恐怖でしかなかったでしょう。

池上　同じように現在のペルーのあたりを中心に栄えていたインカ帝国へも天然痘が広がります。

増田　数百万人の人口だったインカ帝国は、八万人もの軍隊を抱えていたようです。一五三二年、そこへスペインのピサロ率いる、二〇〇人足らずのスペイン軍が攻め込みます。

池上　たった二〇〇人ほどのスペイン軍にインカ帝国は負けてしまうんです。

増田　持ち込まれた天然痘の流行が始まっていて、インカ帝国の人たちもバタバタと倒れていた。そんな状況の中、攻め込んだわけですから、当然、スペイン側が勝利することになります。インカ帝国の人たちにとっては、「神の怒り」で罰が与えられた、という認識でした。スペインにとっては、「神のご加護」と、恩恵を得られたという解釈になります。そういう考え方で当時の人たちは生きていたのです。

池上　そういう状況につけ込んで、侵略が進んでいくのです。その後も麻疹やインフルエンザなど、他の感染症が次々と免疫のない先住民たちに襲いかかっていきます。

増田 宗教がいい作用をすることもあれば、難しい局面を生むこともある。これもずっと歴史の中で繰り返されてきていることです。

池上 そうですね。人の移動と感染症と宗教、これは深く結びついています。時代が下って一六二〇年、北米大陸にも、ピューリタン（清教徒）たちがイギリスから迫害を逃れてやってきます。まさに人の移動と宗教です。その後、北米にもどんどん入植者がやってきます。そんな彼らが先住民と接触したり、あるいは土地をめぐって争ったりしていく中で、先住民たちが次々と倒れていきます。これもまた同じようにヨーロッパから持ち込まれた天然痘などの感染症が、先住民たちに広がっていったためです。その結果、ピューリタンたちは、広大な土地への入植が可能になります。彼らは、「神様が私たちのために土地を用意してくれたのだ」と勝手な解釈をします。「私たちは神の恩恵を受けている」と信じ込んだ彼らは、先住民たちからさらに土地を奪っていくのです。

増田　南北アメリカにはそれまで天然痘がなかった。当然、先住民には免疫がなく、ヨーロッパから持ち込まれた天然痘ウイルスにひとたまりもなかったのです。

ヨーロッパでは、既に天然痘は当たり前のように広く存在していたものですから、かかって亡くなる人も多くいましたが、生き延びる人たちもいたわけです。子どもの頃にかかってあまり重症化しなかった人たちは、天然痘の免疫を持っていますから問題ありません。しかし感染していても発症しないで保菌している人たちもいたはずです。そういう人がアメリカ大陸に渡った結果、天然痘ウイルスが持ち込まれて、南北アメリカの先住民たちはあっという間に感染して発症することになったわけです。でも当時の人たちはそんなことはわかりませんから、自分たちが入植しようとした土地の先住民たちがバタバタと倒れれば、「神のご加護だ」というふうに思ってしまう。逆に先住民にとっては、自分たちの仲間はどんどん倒れているのに、相手は平気なわけですから、「神の罰だ」と思っても仕方がありませんよね。

梅毒は中米から欧州に。世界各国が「そっちの国の病気」と擦り付ける

増田　「コロンブス交換」でアメリカ大陸には、天然痘などの感染症も持ち込まれましたけれど、他にも馬や牛、羊などの動物が持ち込まれました。

池上　要は家畜ですよね。また、スペインから馬が持ち込まれ、スペイン軍が馬に乗って銃を携えて攻め込んで、現地の人たちは驚いたわけです。そんなものを見るのは初めてですからね。北米でも当然同じように先住民たちは驚きました。

増田　ヨーロッパからアメリカには、小麦やサトウキビ、車輪や鉄器なども持ち込まれています。逆にアメリカ大陸からヨーロッパへもたらされたのは、とうもろこし、ジャガイモ、サツマイモ、カボチャ、トマト、ピーマン、落花生、インゲン豆、たばこ、七面鳥などがあります。今のイタリア料理に使う食材がたくさんあります。

池上　そう言われれば、確かにそうですね。よく知っていますね。

増田　食いしん坊ですから（笑）。

池上　アメリカ大陸には、家畜にするような動物がいなかったんですよね。群れをなして生活する動物自体が、犬、七面鳥、ラマやアルパカ、テンジクネズミ、バリケン（カモ科の鳥）などしかいなかったと言われています。

なんでアメリカ大陸には、感染症が少なかったかというと、家畜にしていた動物が少なかったからと考えられています。群れをつくっていた動物を家畜にすることで、その動物たちが持っている病原菌が人に感染して、病気を引き起こしていくわけですからね。

増田　逆にアメリカ大陸からヨーロッパへ持ち込まれた感染症は、梅毒です。

池上　コロンブスの部下に活発な人がいたんですよ。

増田　活発？

池上　現地の女性たちと次々と活発に交渉を持ったわけです。

増田　歴史嫌いの学生だったはずが、そういう話にだけは詳しいんですね（笑）。

池上　（苦笑）。活発な人の行動はそう簡単には変えられません。ヨーロッパに戻った後も、次々に女性たちと交渉を持ったのです。

増田　本当に詳しいですね。

池上　その人が典型的な梅毒の病状で亡くなったため、持ち込んだことが特定されているのです。

増田　それまでなかった病気が流行ると、仲が悪い人や集団、果ては他国のせいにすることには触れてきました。このときもヨーロッパで梅毒が流行ると、イギリスとドイツは、フランスの病気だと言い、フランスはスペインのせいだと。ロシアはポーランドのせいにするし、そのポーランドはトルコから持ち込まれたと言ったんです。

池上　もともと仲の悪い国同士が責任を擦り付け合ったんですよね。

増田　いつの時代も同じですねぇ。

池上　増田さんも今、どこかの国の大統領の顔を思い浮かべてたでしょう？

増田　いえいえ、そんなことはありませんよ（笑）。

感染源の擦り付け合い

15世紀にヨーロッパで梅毒が広がると、こんなことが・・・

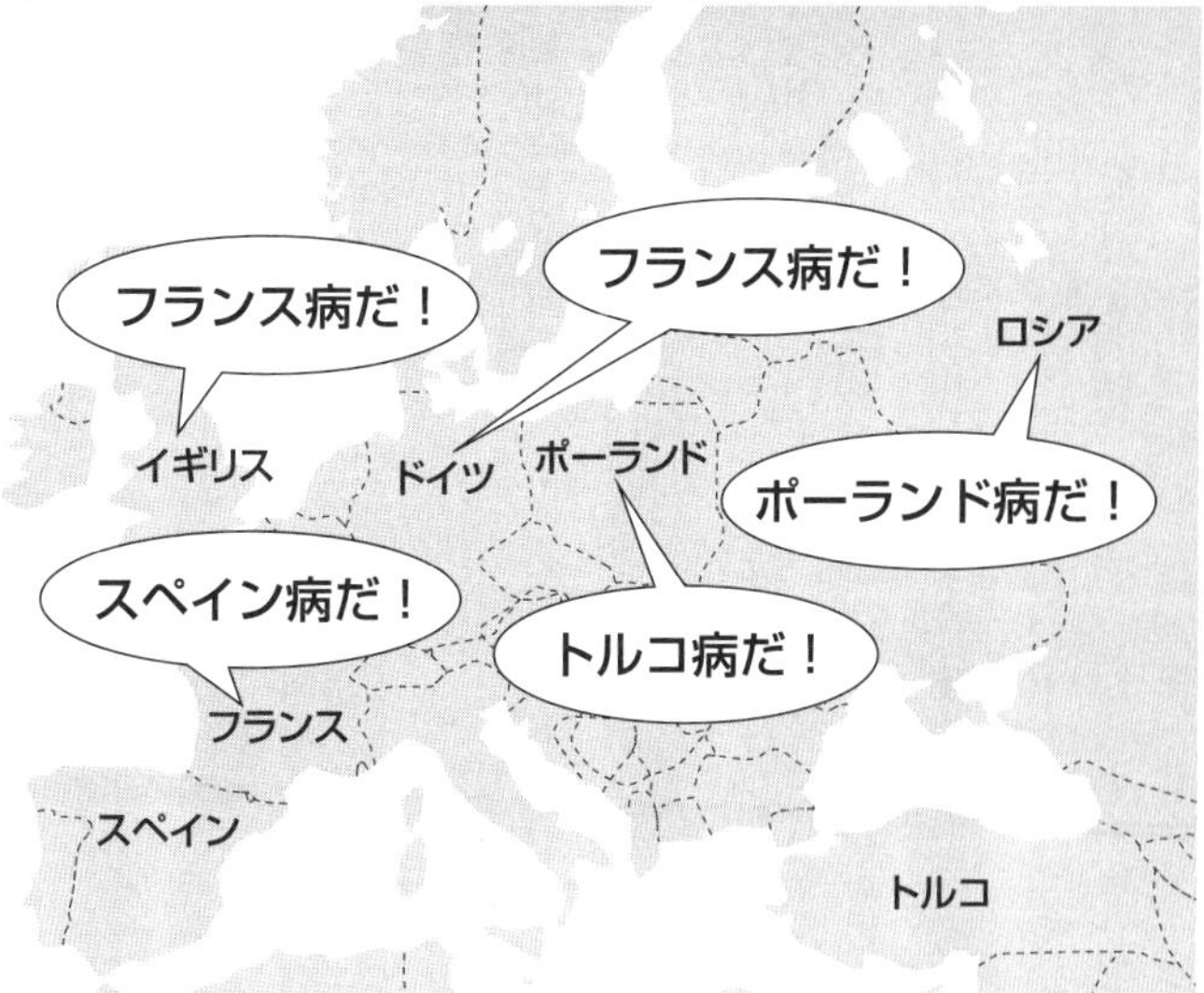

フランス病だ！
イギリス
フランス病だ！
ドイツ
ポーランド
ロシア
ポーランド病だ！
スペイン病だ！
フランス
トルコ病だ！
スペイン
トルコ

コラム●伝染病と香辛料

インカ帝国がスペイン軍に敗れた原因の一つが、免疫がなかった天然痘を持ち込まれたためだったということは本文で述べた。では、なぜ天然痘が持ち込まれるようなことになったのか。そもそもの発端は、大航海時代の始まり。当時のヨーロッパ人が「香辛料」を求めてアジアを目指したからである。肉食中心のヨーロッパの人々にとって、香辛料は調味料や防腐剤として非常に価値のあるものだった。香辛料を使うことは、王侯・貴族にとっては地位の象徴でもあったのだ。

特に需要が高かったコショウやナツメグ、クローブ、シナモンなどの原産地は、インドや東南アジア。当時、これらの香辛料を手に入れるには、アジアとヨーロッパの間を行き来していた西アジアのムスリム商人から買い取るしかなかったのだ。しかし、それでは通行税や手数料などがかかり、かなり割高になる。そこで、直接インドや東南アジアに赴いて取引をするために、陸路ではなく海路を開拓しようとしたのである。スペイン女王イサベルの援助で航海に出たコロンブスが、新大陸、現在の南北アメリカに挟まれたカリブ海に浮かぶ島に到達し、この地を「西インド諸島」と呼ぶようになったのも、先住民を「インディオ」と呼んだのも、彼が帆船サンタ＝マリア号に乗り、西回りでインドを目指したことに由来する。彼自身は最後まで自分はインドに到達したと信じていた。

その後、マゼラン一行が世界周航を成し遂げて航路開拓が進み、コルテスがアステカ王国を、ピサロがインカ帝国を征服する。ヨーロッパにはとうもろこしやトウガラシ、ジャガイモ、トマト、たばこなどがもたらされ、直接取引できるようになった香辛料の価格も下落。イタリアのトマト料理もアイルランドが主食としたジャガイモも、韓国のキムチ料理さえも、大航海時代がなかったら存在しなかった。ただし、アメリカ大陸に天然痘やインフルエンザ、ペストが持ち込まれたように、ヨーロッパにも梅毒が蔓延することになったが。いつの時代もグローバル化と感染症は、切っても切れない関係にあるのだ。

（増田）

天然痘との戦い

前12世紀	**ラムセス五世のミイラで天然痘が発見**
前431～前404	**ペロポネソス戦争** 『戦史』は感染症に関する最古の記録
1492	**コロンブスが新大陸到達** **コロンブス交換** スペイン人がアメリカ大陸に天然痘を持ち込む ↓
1533	**インカ帝国滅亡**
1980	**WHO 天然痘根絶宣言**

第3章

世界を震え上がらせた感染症――ペスト

東ローマ帝国の衰退をもたらしたペスト

増田　次はヨーロッパで何度も猛威をふるったペストについてです。地中海を中心に発展した東ローマ帝国（ビザンツ帝国）の滅亡とペストが関係しているとは知りませんでした。教科書を改めて読み返してみたのですが、直接触れられてはいません。

池上　えっ、そうなんですか。

増田　資料集では見つけられましたが。

池上　今回のことで感染症について書かれた本などを改めて読み直してみると、東ローマ帝国では、ユスティニアヌス大帝の時代に黒死病、つまりペストの流行があったとあります。特にコンスタンティノープルでの五四三年の大流行は、「ユスティニアヌスのペスト」と呼ばれています。一番ひどい時期には、一日に一万人も亡くなっているんですね。

増田　ユスティニアヌスは、敬虔《けいけん》なキリスト教徒で『ローマ法大全』の編纂やソフィア大聖堂の建立に尽力。地中海に面した北アフリカのヴァンダル王国やイタリア半島全体を治めていた東ゴート王国を征服し、地中海帝国、すなわち巨大なローマ帝国の復興を目指していました。

池上　ユスティニアヌス自身もペストにかかったんだけれど、運よく軽症で済み、治っているんですよね。

増田　功績を見てわかるように、非常にエネルギッシュな人物で、「不眠不休の皇帝」とあだ名されていたそうですから、ペストを跳ね返す体力があったのかもしれません。ただ、このペストの大流行を契機に、東ローマ帝国では人口が激減。その後、二〇〇年もの間、繰り返しペストの流行が続いたというのですから。

ペストの流行によって、地中海地方の人口は、その四分の一を失い、その結果、東ローマ帝国の勢いも徐々に失われていくわけです。ローマ帝国の再興を目指して長期にわたって征服戦争を繰り返したことで、財政難と国力の低下をもたらしたことも衰退の大きな要因となりました。

ペストはどこから来たのか

増田　この時流行したペストは、どこが由来だったと考えられますか。

池上　同じような時期に隋、つまり中国でもペストが流行していたんですが、東ローマ帝国におけるペストの大流行は五四三年、隋では、六一〇年にペストが流行していたと記録されています。基本的にペストは、中央アジアから発生して中国を経由して広がっていったと考えられていますが、この時は、西方から東方へ広がっていったようです。病原菌が交易路を通って、東西に伝播していくのですね。

増田　なるほど。実はこの頃、東ローマ帝国には、シルクロードを通じて養蚕の技術が伝わってきていました。ユスティニアヌスは、貿易と産業を強力に保護する政策をとっていて、中国の特産品であった絹織物を、東ローマ帝国の産業の主軸のひとつとする契機を作ったんですよ。

池上　じゃあ、もしかしたら、この時に西から中国にペストがもたらされ、大流行したのかもしれない。そう考えると合点がいきますね。

増田　何かDNA鑑定ができるようなものが発掘されると、もっと詳しくわかるでしょうね。

池上　そうすれば、どういう交流があったのか、より明確になってくるかもしれません。感染症の爪痕によって、人々がどういった交流をしていたのかがわかるなんて、新型コロナウイルスのことでもなければ、あまり考えなかったかもしれません。

増田　病原菌目線ですね（笑）。

池上　まあ、世界の歴史の詳細が、感染症という観点から判明してくるということなんでしょう。

増田　隋の煬帝《ようだい》は二代で隋を滅ぼした「暴君」と言われています。中国の大河川を運河でつなぎ、広い中国の華北地方と江南地方、つまり南北を結ぶ大動脈を完成させたことは、政治や経済の面でも大きな意義があり、彼の大功績でした（大運河の建設）。しかし、そのために数百万人の農民が酷使され、その費用を捻出するために重税が課せられました。ペストが流行した六一〇年は、この大運河完成の年です。さらに煬帝は、朝鮮半島（高句麗）への遠征を三度繰り返しますが、失敗。この間、国民の不満が高まろうと、自分はおかまいなしに遊楽な日々を過ごしていたというのですから。

池上　運河の建設だ、重税だ、出兵だ、と、国民の負担と不満が増大する中で、ペストまで流行していたとなれば、反発も必至。六一八年に臣下の反乱にあって、隋がわずか二代で滅んだのも頷ける話です。

増田　ところでペストのことを黒死病と呼ぶのは、その言葉通り、身体が真っ黒になって死んでしまうからなんですよね。

池上　どうして死体が真っ黒になるかというと、内出血が激しいからです。腫れと痛みをともなう紫斑のあざが現れて、それが黒くなるからなんです。

これは想像に過ぎないけれど、そんなふうに真っ黒になって亡くなっていく人がバタバタ出たら、当時であれば、「神罰」、「天罰」と思う人がいても当然ですよね。それが権力者や為政者への不満と重なって、社会や政治を動かすことになっていくのでしょう。

「ユダヤ人の陰謀」説がユダヤ人を虐殺した

池上　一四世紀にヨーロッパで起こったペストの大流行では、ユダヤ人への差別が強まります。

増田　元々、ユダヤ人は差別されていたわけですよね。

池上　そもそもイエス・キリストを十字架にかけたのはユダヤ人。その子孫として、ヨーロッパで差別を受けていました。

増田　なかなか仕事もなくて、当時は、金融業をしているユダヤ人たちもいました。キリスト教では、お金を貸して利息をとることは悪いことだと考えられていたのです。

つまり、ユダヤ人は、キリスト教徒が就かないような仕事にしか就けなかったんですよね。また、住むところも限られていて、みんなでかたまってユダヤ人街をつくって、そこに住んでいた。つくった、というより、そこへ住むように押し込められていたわけです。

池上　ところがペストが流行っても、ユダヤ人たちが住んでいる地区からは患者が出ない。これは、きっとユダヤ人たちが何かしているのではないか。

増田　そういう疑心暗鬼が生まれる雰囲気は今と同じです。

池上　本当にそうですよね。それでひどいことを考える人も出てきます。こんなにバタバタと人が死んでしまうということは、ユダヤ人が井戸に毒を投げ込んだのではないか。そんなことを思って、デマを飛ばす人も出てくるわけです。

増田　誰かを差別していると、差別している方も、なんとなくうしろめたいんですよね。だから差別されている人たちがいつか自分たちに報復してくるのではないかという不安を常に抱えている。それで何かが起こると、すぐに、これは自分たちが攻撃されているのではないかという疑心暗鬼につながるのです。その意識が自分たちを守るためにといった歪んだ過剰防衛の意識を生みます。

池上　残念ながら、そういうことはどこでも、いつでも起こり得るのです。関東大震災のときに、朝鮮人差別が一挙に噴き出しました。普段、朝鮮人を差別していた人にすると、これを機会に朝鮮人が報復してくるのではないかという思いを抱くことになる。みんながたいへんな状況のときだから、そのたいへんな状況を逆手にとって、自分たちのことを攻撃してくるのではないかと思い込んでしまうわけです。その結果、朝鮮人の虐殺が起きてしまった。

増田　恐ろしいことですよね。ユダヤ人たちは当時、ユダヤ教の教えに則って生活環境を清潔にしていたのです。それと、ネコを飼っていました。当時、ペストがネズミのノミによって伝播するということを知っていたわけではありません。しかし、ネコを飼っていたユダヤ人街には、ネズミが少ないわけですよね。ネコがネズミを退治してくれるから。あるいはネズミの方もネコがいるし、あまりエサになるゴミも落ちていなかったから、近づかなかったのでしょう。

最近の研究では、ネズミのノミ以外にも人間に取り付いていたノミやシラミも病気を媒介した可能性が出てきましたが。でも、ノミが媒介するなど当時の人たちにはわからないから、なぜユダヤ人たちはペストにかからないのか。そういう思いに囚われたわけですね。そして、ユダヤ人たちの虐殺へとつながってしまうことになった。

池上　本当に一歩間違うと、今もそんなことがどこかで起こってしまう可能性を孕《はら》んでいますよね。

増田　だからこそ、事実をきちんと見ていかないといけません。そして事実を見極めるためにも冷静になる必要があります。

池上　アメリカのトランプ大統領は、一時期、新型コロナウイルスのことを、「チャイニーズウイルス」と言っていました。

増田　トランプ大統領は日頃から差別につながるような発言を繰り返していますから、世界が協力して対処しなければならない大事な場面でも、こんな発言が出てくるのですね。

池上　そうなると、大統領が言ってるんだからといって、同じようなことを言う人が出てしまいます。悪い見本ですよね。この発言がきっかけというわけではないかもしれませんが、中国系やアジア系の人たちに対する差別が噴き出しました。すると誰かがトランプ大統領に言ったのでしょう。それは中国系やアジア系の人々に対する差別だと。慌てて、アジア系の人たちも大事なアメリカ人だと、後から言いましたけど。

増田　そうでなくとも、彼は何かあると、わかりやすい攻撃対象をつくって、その人たちのせいにして責めますよね。その悪意に自分たちが乗ってしまわないよう、きちんと科学的に事実を見つめて、気をつけていかなければいけません。リーダーを選ぶときには、「危機に臨んだときに、この人で大丈夫だろうか」という観点が大事ですね。

コラム●感染症と差別的行動

中国・武漢から始まったとされる、新型コロナウイルスの蔓延。連日この問題が取り上げられるようになった頃、私はヨーロッパ取材に出かける計画をしていた。その時点では、まだヨーロッパでの感染者報告が少なかったせいもあるだろうが、街を歩くアジア人が差別を受けているというニュースを目にするようになった。

例えば、イタリアのある音楽院では、東洋人のレッスンが中止されたり、パリでは、アジア系の人たちが地下鉄で隣の座席に腰掛けただけで、他の乗客から冷ややかな目で見られたり、離れていったりされたという。差別的な態度をとられた当事者たちは「自分はアジア系移民の二世や三世で、もはやフランス語が母語のれっきとしたフランス人なのに」と訴える。ニューヨークでも、同じような出来事が頻発し、地下鉄でマスクを着けていたアジア人女性が暴行を受けた事件もあった。ニューヨークでは、差別は違法に当たる。デブラシオ市長がツイッターで「われわれはアジア系アメリカ人の味方だ」とわざわざ呼びかける事態となった。

本文でも述べたように、感染症が流行ると他の国のせいにする、といったことは過去の時代にもあったことだ。そうでなくとも、一九世紀から二〇世紀にかけて、日露戦争で勝利した日本人に対し、欧米では「黄禍論《こうかろん》」（おうかろん、とも）が唱えられ、アジア人に対する警戒や差別が広まった。日本で暮らしている分には、人種差別を日常的に感じることはほとんどないが、一歩外に出ると、そうした差別は根強く残っていて、今回のような世界的危機に直面したときに醜い顔を出す。

初めてスペインのマドリードを訪れたときのこと。通りに面したガラス張りのタイ料理店で、一人食事をしようとしていた。ふと外に目をやると、中学生くらいの少年グループの一人が、こちらを向いてこめかみに指をあてて引っ張り、目を細くして見せて「あっかんべー」と言わんばかりに舌を出した。それだけではない。私に向かってガラス越しに唾を吐き飛ばしてきたのである。引き目のポーズでアジア人をバカにするような態度は、残念ながら世界各地で見られるポーズだ。しかし、自分自身がそれをやられると、いつまでも心の中にしこりとして残り、数年経った今でも、どうしてもスペインという国を心から大好きとは言えない。マドリードだけでなく、バルセロナ、グラナダ、コルドバ、などなど、多くの素晴らしい文化や歴史に接し、感激した記憶があるにもかかわらず、である。とても残念な気持ちだ。

新型コロナウイルスの問題では、世界のトップに立つ人間自らが、差別の応酬をするような姿を見せる場面もあるが、こんな時こそ、国境を越え、人種を超えて、結束して事態の収束と世界の平和を願いたい。（増田）

ペストは何度も運ばれる

増田　中国の習近平国家主席が推進する「現代版シルクロード」である「一帯一路」がイランやイタリアに新型コロナウイルスを運んだのではないかという話を前にしましたが、「海のシルクロード」と呼ばれた中国・明の時代の鄭和《ていわ》の航海もペストの拡散に関係があるようなんです。彼はインドからアラビア半島、そしてアフリカまで航海していました。

コロンブスの新大陸到達より一〇〇年も前に六二隻の船団を組んで遠征していたのですから、すごい組織と技術力、そして資金力です。七回も航海していますし、鄭和の船団は、いろいろなところまで多くの人数を率いて行っていますから、確かに可能性がありそうです。

池上　本当にそうですよね。ソマリアでキリンを手に入れて中国に持ち帰ったくらいですから。

増田　二〇一〇年のアメリカの学術誌『ネイチャー・ジェネティクス』によると、世界各地から収集した一七株のペスト菌の遺伝子配列から、ペスト菌の祖先が中国である可能性が高いという論文が発表されました。
その中で「シルクロード」とともに、鄭和たちの遠征がペストを世界に広めることに大きく関わった可能性が示されているんですよね。

池上 ただ、こうやって調べてみると、当然だけれど、人間が往来するコースは、昔から多様ですね。感染症の広がり方を追うとよく見えてきました。こういう視点から歴史を見ることの大切さ、おもしろさを実感します。

『ロミオとジュリエット』の悲劇の陰にペストが

増田 シェイクスピアの戯曲『ロミオとジュリエット』は、一五九五年頃が初演と言われています。話の大きなポイントに実はペストが登場するんです。

池上 えっ、そんな話だったっけ……。ちょっと待ってよ。ロミオとジュリエットは、対立する二つの家の狭間にあって恋が成就しない。そこで一計を案じ、ジュリエットが死んだように見せかけるために仮死状態になる薬を飲む。そうすれば両家の関係者は諦めるだろう。そこで二人が駆け落ちすれば……と考えた。ところがジュリエットの計画を知らなかったロミオは、ジュリエットが死んでしまったと早合点し、絶望のあまりに自殺する。仮死状態から覚めたジュリエットは、ロミオが自殺しているのを発見し、これまた絶望して後追い自殺する……。こういう筋書きだったよね。

増田　なぜロミオはジュリエットが仮死状態であることを知らなかったか。実はジュリエットが薬を飲んで仮死状態になる、そのことを知らせる手紙をロミオに運ぶ役目を託されたのは修道士でした。その修道士が、ロミオのもとへ急ぐ途中で、ある病人のところへ立ち寄ります。ところがその病人がペストであることがわかり、町は大騒ぎになります。修道士は病人と一緒にされて家から出られないように閉じ込められてしまいます。そのため、ロミオにジュリエットからの手紙を渡すことができず、ロミオはジュリエットが本当に亡くなったと信じて命を絶ってしまうのです。

池上　初めて知りました！

増田　そうなんですよ。

池上　ロミオとジュリエットの悲恋にもペストが関係するとは。おもしろいですね。

増田　イタリアが舞台のこの戯曲ですけれど、上演されたのはイギリスです。当時のロンドンは、その前にペストの流行があったんです。

池上　ああ、だからシェイクスピアは話に組み入れたんですね。観客たちにとってもリアリティがあるから。

増田　当時、ペストのために劇場が閉鎖されていたりもしたんだそうです。

池上　劇場が閉鎖される！　今とまったく同じ状況ですね。

増田　でも、きっとそれだけ当時の人たちにとってペストなどの疫病は身近だったのでしょう。文学作品などにもしばしば登場しますからね。

コラム●「万有引力の法則」の発見とペスト

「二つの物体の間には、物体の質量に比例し、二つの物体の間の距離の二乗に反比例する引力が作用する」という法則。

つまり、「質量の大きい物体は強い引力を持ち、距離が離れれば離れるほど引力は弱くなる」ということを意味する。

アイザック・ニュートンが「リンゴの木から実が落ちるのを見て万有引力の法則のヒントを得た」というのは有名な話だが、知人がニュートンの話として伝えているだけなので、真偽のほどは不明だ。

ニュートンは、「リンゴの実に対して働いている力が、宇宙の月や惑星に関しても働いているのではないか」との着想を得て法則としてまとめた。

地球上の物体が地球に引き寄せられているだけでなく、宇宙において、あらゆる物体が互いに引き寄せる力を及ぼしあっている、という考え方であり、そこで「あらゆるもの（万）が引き寄せる力（引力）を有している」という意味で「万有引力」と呼ぶ。

ニュートンが着想を得たとされるリンゴの木は、ニュートンの故郷にあったが、枯れる前にニュートンが属していたケンブリッジ大学トリニティカレッジの前庭に接ぎ木されていて健在だ。大学のキャンパスの前に立っているので、ニュートンがここで着想を得たという誤解があるが、そうではない。ペストが流行してケンブリッジ大学が休校になり、故郷に帰っていて発見したので、「創造的休暇」と呼ばれる。

ちなみに「ニュートンのリンゴの木」は日本にも贈られ、東京都文京区の小石川植物園にも接ぎ木され、さらに日本全国に分けられて育っている。

（池上）

「瘴気説」——ペストマスクで防護して治療する医師

池上　当時は感染症の原因として「瘴気説《しょうき》」が支持されていたようです。

増田　「瘴気」とは、汚染された土や沼、動物の死体などから発せられる臭いを持つ空気のことで、そこに含まれる毒素が病気の原因と考えられていたんですね。その毒素が人へと感染していく。ある意味、空気感染のように考えられていたのかもしれません。

一九世紀になって病原菌の存在が解明されるまで、瘴気説が信じられていたんです。

感染症の原因がわかるまでは、何か別のものに原因を求めるのは、仕方がないことでしょう。感染症がどのようにうつるのかわかっていなかったので、病気が流行すると、「神罰」、「天罰」とも考えられていたようです。

池上　一七世紀にペストが流行ったときの絵を見ると、医師がくちばしのようなマスクをしていますね。

増田　見えないものが空気で伝わってくるわけですから、マスクで防ごうということになりました。マスクは今の防毒マスクのような雰囲気で、とがらせた鼻の先には、感染症の予防に効くとされていたシナモンなどの香辛料などを入れていました。このマスクをして医師は診察にあたったんです。

池上　当時のヨーロッパは、とても不潔だったんです。家にはトイレがなかったんですよね。

増田　ヴェルサイユ宮殿にもトイレはありませんでした。入浴やシャワーを浴びる習慣もなく、臭いを香水でごまかすような暮らしでした。

池上　昔、シェイクスピアを描いた映画を観ていたとき、シェイクスピアがロンドンの町を歩いていると、二階から排泄物がワーッと降ってくるんです。それをシェイクスピアが避けながら歩いているシーンが描かれていました。そんな環境ですから、悪臭は漂っているし、かなり不衛生ですよね。

ウィーンのシュテファン大聖堂の地下に眠るペスト患者の遺骨

増田　実は私はカタコンベ（地下墓地）に興味があって、行く先々であると聞

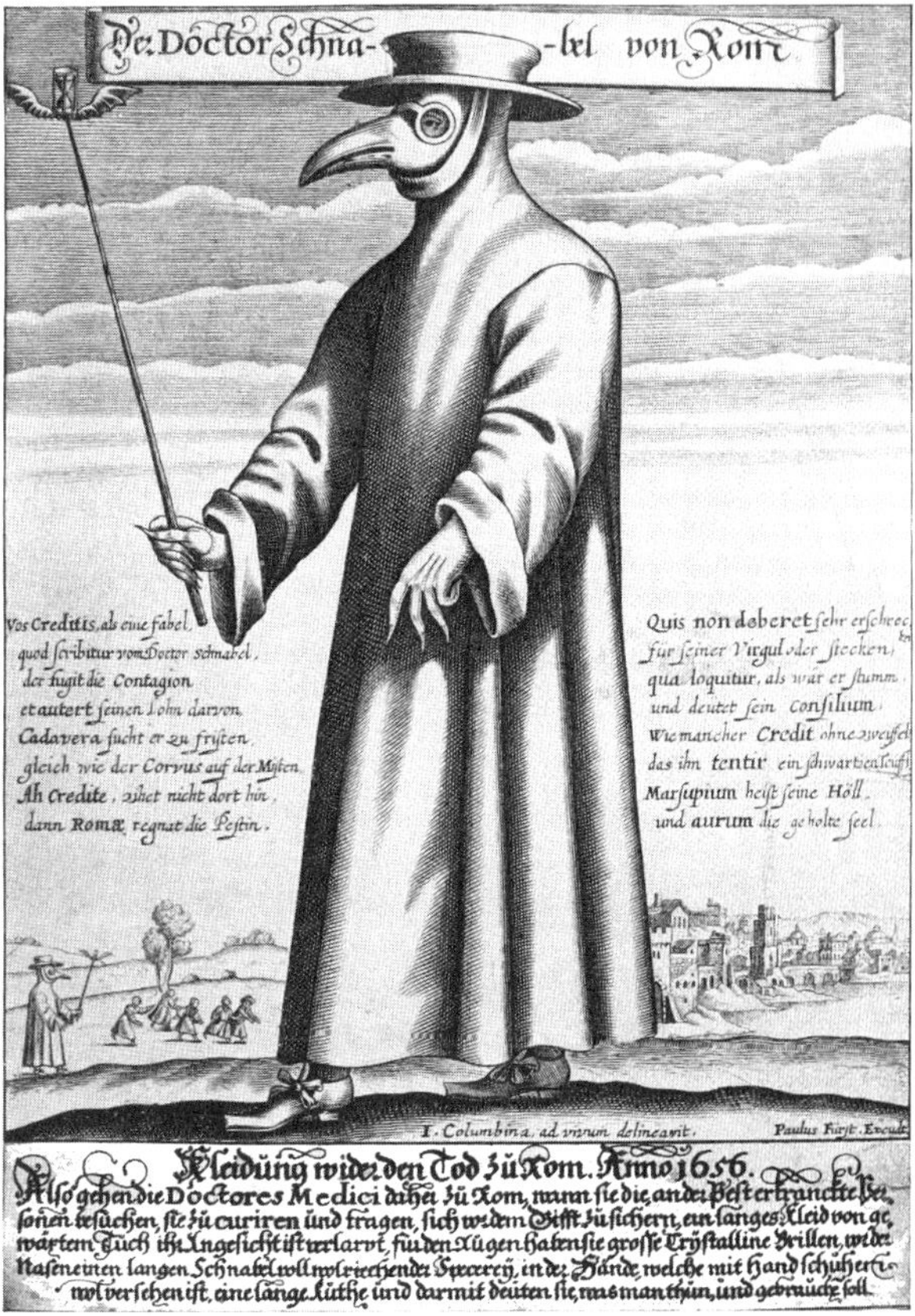

17 世紀にペストが流行ったときに、医師が着用していた防護服。くちばしのようなマスクには、シナモンなどの香辛料などを入れていた。
akg-images ／アフロ

くと見に行っているんです。

池上　ちょっと変わった趣味ですね（笑）。

増田　初めてウィーンへ行ったときに、街の中心にあるシュテファン大聖堂にもカタコンベがあると聞いたので、朝から行ってみたんです。大聖堂の中をあちこち探していると、地下へつながる階段の降り口にカタコンベツアーの予定時刻が書いてある看板が掲げてあるじゃないですか！

ツアー開始時刻の一〇時半になると、一〇人ほどの観光客が集まってきました。期待に胸を膨らませながら、薄暗くてヒンヤリした地下へ降りていくと……通路の横にしゃれこうべがそのままむき出しで累々と積み上げてあるんです！　しかもそれが延々と続いている。すべてペストで亡くなった人たちのものだというのですから、いったい何人がペストの犠牲になったのかと……。

池上　それが見られるんだ。

増田　夏の夜に怪談を聞くよりも、寒気がして涼しくなれるかもしれませんが（苦笑）。ペストで犠牲になった人たちの遺骨がそんな形で残っている。しかも街のシンボルでもある大聖堂の地下にある、ということにびっくりしました。でも、ヨーロッパや南米のブラジルなどでも、今回の新型コロナウイルスで犠牲になった方たちの埋葬に困っている、というニュースが流れていて、胸が痛みます。

池上　シュテファン大聖堂の地下の遺骨は、一六七九年にペストが大流行した際の犠牲者たちですね。一五万人もの人が亡くなったといわれています。

増田　そのうち、このカタコンベに埋葬されているのは約二〇〇〇人分の遺骨だそうです。

池上　このシュテファン大聖堂の近くに、「ペスト記念柱」がありますよね。

増田　ペストが収束したことに対して神への感謝を込めて、マリア・テレジアの祖父であるレオポルト一世が建設したものです。別名「三位一体記念柱」。キリスト教では、父なる神と子なるイエス、それに聖霊の三つの存在は同質不可分な存在だという考え方があり、それを三位一体と言います。記念柱のてっぺんには、神と十字架を携えるイエス、その間の頭上に鳩の黄金像が見てとれます。

池上　なるほど。聖霊は目に見えない存在なのですが、鳩の姿で現れたことが『新約聖書』の「マタイによる福音書」や「ルカによる福音書」に記述されています。だから鳩をかたどった像なんですね。

増田　今は、ブランドのお店などもたくさん並んでいるエリアで、ウィーンの目抜き通りの真ん中にあります。

池上　ヨーロッパは何度もペストの流行に襲われましたから、ペスト収束のモニュメントがいろいろなところにあります。あまりにひどい状況だったからこそ、その災禍が収束したとき、感謝を込めて祈念したかったのでしょうね。

増田　逆に、それだけペストが各地で猛威を振るい、多くの人の命を奪ったともいえますね。

余談ですが、シュテファン大聖堂のカタコンベの入り口近くには大きな棚があって、マリー・アントワネットの母であるマリア・テレジアや夫のフランツ一世など、ハプスブルク家一族の内臓が小さなドラム缶に缶詰めのような形で

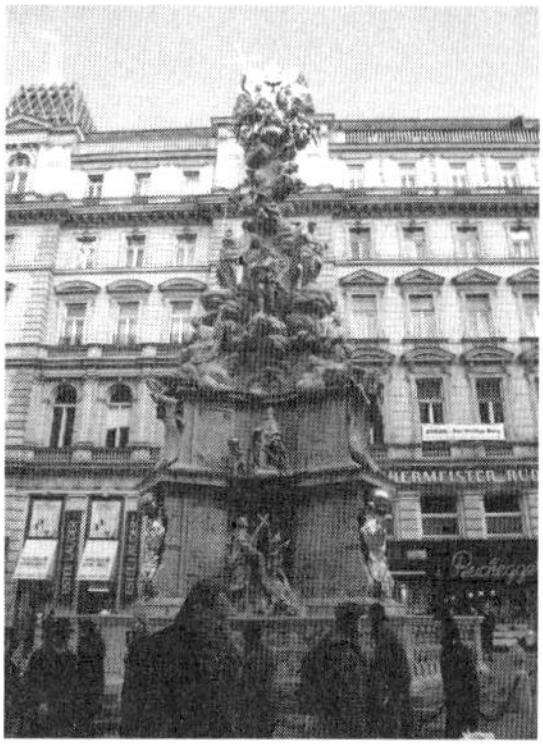

ウィーンの目抜き通りの真ん中にある「ペスト記念柱」。ペストが収束したことに対して神への感謝を込めて、マリア・テレジアの祖父であるレオポルト1世が建設した。別名「三位一体記念柱」。（写真提供：増田ユリヤ）

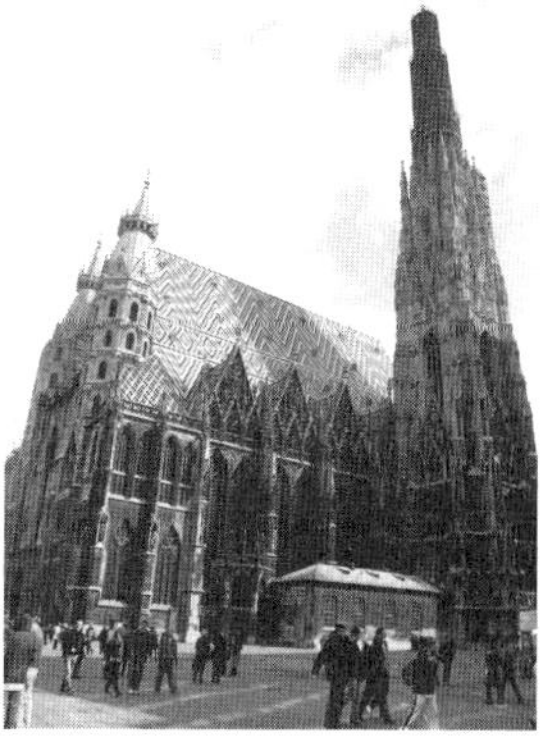

シュテファン大聖堂の地下にあるカタコンベ（地下墓地）にはペストで犠牲になった人たちの遺骨が納められている。（写真提供：増田ユリヤ）

保管されています。

労働力不足が起こした賃金上昇

池上　感染症が拡大すると、社会が大きく変わることが何度もありました。ここではペストが流行して何が起きたかを見ましょう。

『暴力と不平等の人類史　戦争・革命・崩壊・疫病』（ウォルター・シャイデル著／鬼澤忍・塩原通緒訳／東洋経済新報社）によると、人々を平等にする四つの要因があるそうです。それは、戦争と革命と国家の崩壊、そして疫病なんです。この本では、それを四騎士と呼んでいます。四騎士は、『聖書』の「ヨハネの黙示録」で、最後の審判の際に現れます。勝利と戦争、飢饉と死を象徴しています。キリスト教社会ではよく知られていて、文学作品などによく四騎士が登場します。

増田　疫病、つまり感染症が社会を変えるきっかけになる、というんですね。多くの人が亡くなり、社会構造が変化せざるを得なくなる、ということですよね。

池上　そうです。人が亡くなることで、労働力が減少します。そうすると？

増田　当然、賃金や物価が上がります。

池上　ペストの流行が終わり、その後どのくらい上昇したかというと、一三六〇年頃、すべてが二倍になったという記録が残っています。ものの値段はもちろん、賃金もすべて二倍になりました。

増田　イングランドの国王が一三四九年、労働者勅令という労働者を規制する法律を出します。ペストで足りなくなった荘園の労働力を囲い込み、賃金の値上がりを抑えようとしたのです。

池上　給料を法外に上げなければ、労働者たちが働かないというのはけしからん、ということですよね。でも、給料は上げないのに働けと言われても、なるべく高い賃金を出してくれるところを探すに決まっていますから、みんな働かないし、案の定、効果がありませんでした。

増田　それで一三五一年にも労働者制定法という法律を出して、最高賃金を決めて、強制的に労働させることにします。

池上　でも結局、以前の二倍から三倍の給料をもらわないと働かない、という人たちばかりだったようですね。当然と言えば当然ですよね。

それで倍になった賃金ですが、時代が下ると、人口が増えて、労働者も増え、下がっていくという仕組みです。

増田　また一方で社会構造の変化に結びつきそうなことも同時に起こります。賃金をもらって働く人たちは、賃金が上がりますが、農作物を供給する側はどうでしょう。

農作物が採れても、人口が減りますから、供給過剰になって、農作物の値段が下がります。農作物を供給するのは貴族や地主の特権階級。彼らにとって人口減少は危機です。働く人が減ったから賃金は上がる。しかし人が減ったから農作物はダブつくので、価格は下がる。その結果、特権階級は、農作物を売って入ってくるお金は減ってしまうのに、土地を耕す農民たちには高い報酬を払うことになります。これで両者の関係は逆転し、貴族や地主などの特権階級が没落します。こうして人々の平等化が進みます。

農民たちは、賃金はじめ労働条件が折り合わない場合、よりよい条件を求めて雇い主を変えるでしょうから。そうすると、人の動きは活発になります。

池上　ペストにより人口が減ったことで、中世初期の農奴制が変化して、社会的流動性が高まったわけですね。

増田　同じようなことは、別の時代でも起こっています。例えば、六世紀の「ユスティニアヌスのペスト」と同じ頃、エジプトでもペストが流行します。その結果、エジプトの労働者の給料が三倍になったと、パピルスに書かれているそうです。

池上　パピルスねえ。いろんな記録があるんですね。アメリカ大陸でも例がありますよ。天然痘が持ち込まれて、人口が大幅に減ったメキシコでは、実質賃金が一六世紀から一七世紀になると、四倍にもなっているんです。

増田　ヨーロッパのペストもすごい被害でしたけれど、中南米の天然痘の被害はもっとひどいものでしたからね。

池上　中南米はヨーロッパから持ち込まれた感染症で先住民が全滅しそうなくらいの被害でしたから。

増田　ただ、こうして感染症により大きな被害が出て人口が減って、賃金が上がったり、地位が向上したりするというのも皮肉なものです。

池上　先ほども触れたように、戦争と革命と国家の崩壊と疫病は、社会を平等にしていくのです。よい例ではないかもしれませんが、第二次世界大戦の後も、多くの国が焼け野原になりました。しかし全体的に見ると、同じような意味で、かなり平等な状況が生まれたんです。そして、平和な時代が続くと今度は格差が広がる。実に皮肉です。

ペスト流行まで、教会の権威は絶大だった

増田　既存の権威が失墜していく状況の中で、教会もその例から逃れられません。

池上　当時のキリスト教の権力は絶大なものがあります。どういうふうに説明

すると、わかりやすいですか？

増田　少し時代がさかのぼるのですけれど、一〇七七年に「カノッサの屈辱」と呼ばれる事件がありますよね。

池上　フジテレビで放送された深夜番組のタイトル……でもありましたが、世俗権力より、ローマ教皇の方が上位にあることが確認されたきっかけですね。

増田　ローマ教皇のグレゴリウス七世が北イタリアのカノッサに滞在していると、破門された神聖ローマ皇帝のハインリヒ四世が赦しを求めにやってきて、雪降る中、三日間外に立っていて、ようやく赦された事件です。

池上　教会の権威が絶対的で神聖ローマ帝国の皇帝でさえ、教皇にかなわなかったんですよね。

増田　「教皇は太陽。皇帝は月」という言葉で、それぞれの立場を表現したのを覚えていますか？

池上　その言い方！　テストに出るからと暗記しましたよ。すべての中心は教会であり、教皇だと。

増田　だから、ヨーロッパに行くと、今でも街の中心にあるのは教会ですよね。当時の名残です。中世ヨーロッパでは、教会を中心に農地が整備されて、生活に関わる様々なもの、例えばパン屋や鍛冶屋がつくられ、荘園が形成されていきます。そこで働く農民たちから、収穫の約一〇％を「一〇分の一税」として、教会が取り立てていました。教会は裁判までしていたんです。

池上　絶大な権力を持っていくんですね。

増田　その権力に王様や皇帝も入り込もうとした。要は聖職者ではない人たちも権力者としての地位を手に入れようとして、権力争いが起きてきたんです。

聖職売買や聖職者の妻帯が横行し始めたので、厳格な教皇グレゴリウス七世は、それらを厳しく批判しました。教会の聖職者は妻帯すべきではない、ということになれば、妻のいる王様や皇帝は、聖職者の立場に入ってこられなくなります。そこで起きたのが「聖職叙任権闘争」でした。

池上　思い出した！　聖職者の任命に関して、ローマ教皇と神聖ローマ皇帝のどちらが主導権をとるかを争ったんですよ。そこでお互いに罷免と破門をし合い、破門されたハインリヒ四世がグレゴリウス七世に赦しを請うたのが「カノッサの屈辱」だったんですね。

増田　これをきっかけにして、カトリック教会が絶対的な権力を持つようになるんです。その力は、日常生活はもちろん、ありとあらゆるところに及ぶわけです。それがペストによって人が大勢亡くなることで崩れていきます。

教会の権威が崩れ、ルネサンスへ

増田　結局、ペストの流行によって、宗教の力が及ばないものがあるではないか、という意識を社会が持つことになるわけですよね。

池上　感染症が流行ると、どんなに祈ったところで、バタバタと人が死んでいくわけですから。結局、約二五〇〇万人、当時の人口の四分の一くらいが亡くなっているわけです。

増田　そうすると、宗教の権威も下がります。「死の舞踏」という絵があります。この絵には、王様をはじめ、身分の高い人たちが描かれ、その横に死神らしきものや骸骨が描かれています。病気の前には身分も関係なく、平等に倒れてしまう。そんな状況が風刺されています。

池上　一方で、ペストの犠牲者が増え、労働力が減った分、働く人たちの賃金が上がって、お金を手にした人たちは、それで自由を手に入れることも可能になるんですよね。

増田　教会の言うことを聞かない人も当然出てきます。教会の権威の失墜によって、もっと人間らしい自然な生活を取り戻そうという思いを持つ人たちが増えるのです。そんな個々の思いや活動が積み重なって、大きな潮流となり、ギリシアやローマ時代の文化を再生、復興しようというルネサンス（フランス語で「再生」）の時代へとつながっていきます。

池上　「ルネサンスも感染症から生まれた」ということになるわけですね。

増田　ルネサンスといえば、ガリレオ・ガリレイのような科学者や、芸術作品も自由に生まれてくる時代です。

池上　ボッティチェリの「ヴィーナスの誕生」に代表される裸婦像をはじめ、

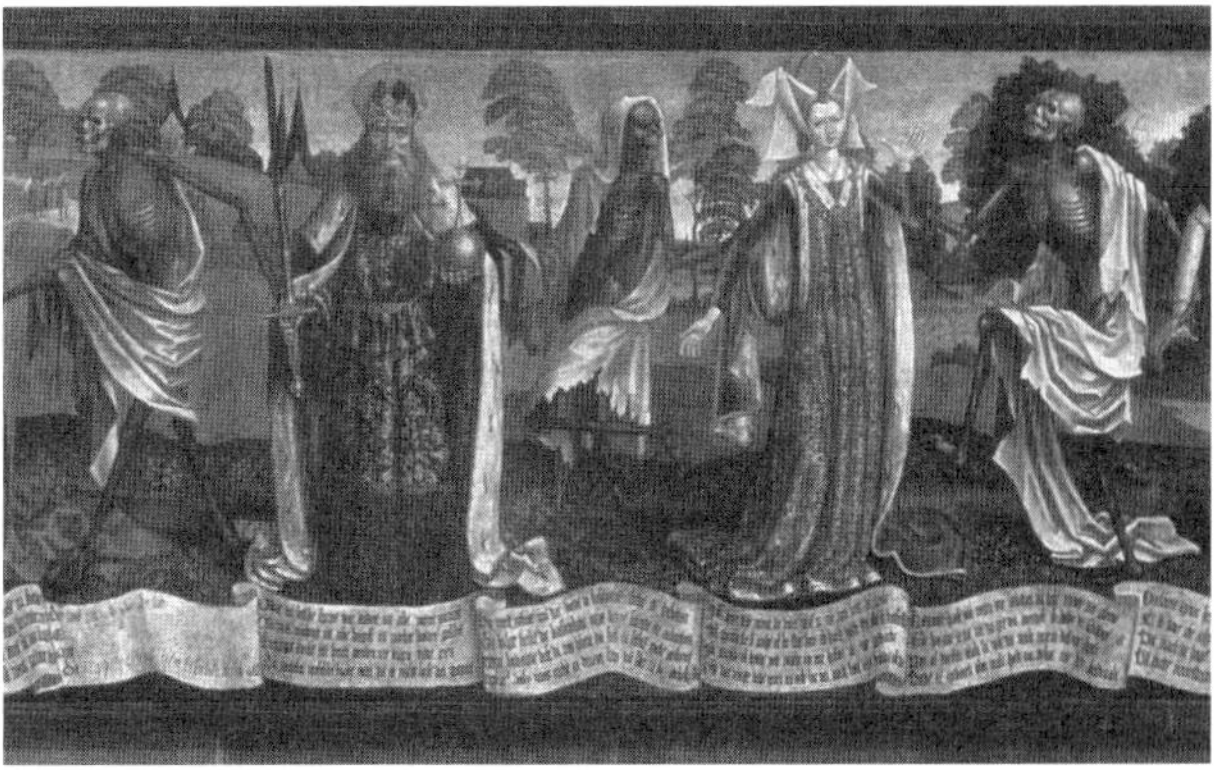

「死の舞踏」をテーマにした絵画

この絵には、病気の前には身分も関係なく、平等に倒れてしまう、そんな状況が風刺されている。

Bridgeman Images/アフロ（一部）

人間中心の価値観をもとにした芸術が花開くよね。

増田　システィーナ礼拝堂に代表作を残したミケランジェロもそうですね。

池上　レオナルド・ダ・ヴィンチも。

増田　あとは、三大改良ですね。火薬、羅針盤、活版印刷。中国から伝わってきたものをよりよくした結果、さらに社会を変化させることになります。もともとあったものを作り替えたのだから、今は「三大発明」とは言わなくなってきていますが。例えば、羅針盤は大航海時代を生み、活版印刷は『聖書』を普及させ、大きく時代を変えていくことになります。

コラム●ルネサンスを理解するために

ペストの流行を抑えられなかったキリスト教の権威が失墜し、人間らしさの追求からルネサンスという文化が生まれた。今さらながらだが、それはこの時代に生まれた絵画の数々からも容易に見てとれる。といっても、世界史を教えていた私ですら、暗記項目としてしかこの時代を見ていなかった時が長く、きちんと理解をするに至るまで相当な時間を費やした気がする。「私自身が学校の授業できちんと教えてもらえなかったからだ」と恨み言の一つも言いたくなるが、こんな見方をすれば少しはわかりやすくなるだろうか。

例えば、ボッティチェリの代表作、「ヴィーナスの誕生」や「プリマベーラ（春）」。古代ギリシアの愛の女神アフロディーテ（ヴィーナス）を中心に描き、その周囲には神話に登場する人物や神々が配されている。キリスト教は一神教であり、そこに描かれているのはキリスト教から見れば異教の神々である。中世の厳しいキリスト教の支配から脱出して、古代ギリシア・ローマ時代の自由な空気や文化を復興しようという気運が見てとれる。

しかし一方で、優れた芸術作品を生み出すには財力が必要。ボッティチェリはもちろんのこと、ミケランジェロやラファエロ、レオナルド・ダ・ヴィンチのような芸術家たちを支えたのは、メディチ家のような財閥やローマ教皇、国王たちであった。いわゆるパトロンだ。

メディチ（Medici）は、その名から連想される通り、医師という意味があり、祖先は医師か薬種問屋であったのではないか、と言われている。その後、一四世紀には金融業を営んで繁栄し、一五世紀にはフィレンツェの支配権を握り、ルネサンスの学芸保護に努めた。

パトロンたちの保護のもと、芸術活動に励めるのは有難いことだったが、生活のために気のすすまない作品を作らねばならないことがあったのもまた事実。

例えば、バチカン市国にあるシスティーナ礼拝堂。天井に描かれた「アダムの創造」や祭壇後部を飾る大壁画「最後の審判」などは、ミケランジェロの傑作として有名だが、本人にとっては気がすすまない仕事だった。時の教皇に依頼されたから断れなかった、という訳だが、「ダヴィデ」や「ピエタ」などの彫刻作品こそ、彼が手掛けたかった仕事であり、生涯にわたって「私は彫刻家である」と言い続けたという。

ルネサンスの時代とはいえ、仕事には不自由もつきものだったのだ。

（増田）

宗教改革へつながる素地はここで生まれた

池上　まず、既存のカトリック教会に対する信頼がペスト禍によって揺らぎ、やがて起こる宗教改革を受け入れる素地が作られ始めたんです。

ルネサンス期に実用化された活版印刷によって、その後、『聖書』をはじめとする書籍が普及し、人々の知識の発達につながります。

増田　また、一六世紀になってからのことですが、ラテン語で書かれていた『聖書』にも変化が起きました。それまでは、神父しかラテン語は読めません。だから信者は教会へ行くしかありませんでした。教会に集まって礼拝して、神父から教えを聞くという方法だったんです。だから、布教のために、神父たちはあちこちを回っていました。一六世紀に宗教改革を主導したルターは『聖書』をドイツ語に訳し、活版印刷で印刷します。人々がドイツ語で『聖書』を読めるようになり、普及していくことで、「神父が言っていたことと違う」なんてことが起こるようになったのです。

池上　カトリックの教会へ行くと、立派な壁画が描かれているところが多いですね。あるいは、きれいなステンドグラスなど。そこには、『聖書』の内容が描かれているんです。『聖書』を読めない人が多かったので、絵画で教えを説いたのですね。

増田　少し先回りすると、ルネサンスが宗教改革の素地をつくって、プロテスタントが生まれ、信者が増えていくと、カトリックの側の危機感も高まります。プロテスタントの教えが広がっていくと、自分たちの存在意義を高めないといけないという人たちが出てくるわけです。そんな彼らが対抗措置として行ったのが、世界へ航海して宣教することでした。カトリックの改革運動とも言えます。それが、イエズス会です。

池上　こうしてカトリックが世界に布教を始めることになり、宣教師たちが南米に感染症を持ち込むことになるわけですね。歴史は本当につながっていますね。

増田　人類の歴史という視点で考えると、感染症が流行ると、その時代の権威が揺さぶられる。そして大きな変化が生まれる。その繰り返しなんです。

コラム●ボッカチオの『デカメロン』

一四世紀にヨーロッパで流行したペストの恐怖が生み出した傑作小説。高校の世界史で名前だけは習ったが……という人が多いのではないだろうか。

ペストの流行が続くイタリアのフィレンツェの市中から逃れ、郊外の別荘にこもった男性三人と女性七人が、迫りくる死の恐怖を振り払おうと、それぞれの持ちネタを披露する物語。一三五三年に完成した。

一〇人が一〇の話をそれぞれ語る設定で、計一〇〇話が紹介される。書名の『デカメロン』とは「十日」という意味なので『十日物語』とも訳される。

小説の中では、ペストによって大勢の犠牲者が出て、多数の遺体が墓に収容しきれないという恐怖の描写もある。事実、ボッカチオの父親もペストで亡くなっている。

しかし、別荘の中では一転して男女の面白おかしい話が繰り広げられる。

いわゆる艶笑物語である。

この本より前に出たダンテの『神曲』同様、当時の教会や司祭たちの堕落ぶりを描いている。当時、ペストの感染拡大になすすべのなかった教会の権威の失墜を表している。教会の封建的権威から自由になった人々の様子から、ルネサンスの始まりを知る内容になっている。

ちなみに日本では明治、大正それに昭和初期にそれぞれ翻訳書が出ているが、いずれも「内容が猥褻《わいせつ》だ」ということで発禁になっている。いま読めば、どうということはないのだが。

（池上）

ペストとの戦い

543	「ユスティニアヌスのペスト」により東ローマ帝国の衰退
	ペストの流行第一波
1206～1388	モンゴル帝国がクリミア半島まで勢力拡大
1347～1350	ペストの流行
1405～1430	鄭和の大航海
	ペストの流行第二波
1665～1666	ロンドンで大流行
1679	ウィーンで15万人余りの死者
	ペストの流行第三波
1885	中国雲南省起源のペスト大流行
1894	北里柴三郎がペスト菌を発見

第4章

感染症が世界を変えた——日本編

天平の大疫病

池上　さあ、いよいよ日本編です。ここはすべて増田さんにお任せです（笑）。

増田　そんなことを言わないで下さい！

池上　では付け焼き刃ですが、平清盛はマラリアで亡くなったのではないかと言われているそうですね。

増田　一一八一年に亡くなっていますが、そういう説があります。

池上　これも日宋貿易の影響だったのではないかとのことですが。

増田　宋、つまり中国との貿易が盛んになって、人の行き来も多くなります。当然、感染症もやってくるわけですね。

池上　また、中国由来ですか……。

増田　それだけ中国の影響力がずっと続いてきたということですから。

池上　どういったものが輸出入されたんでしたっけ？

増田　日本からは刀剣や砂金、水銀や硫黄、陶器や扇などが輸出されています。宋からは陶磁器や織物、典籍、つまり書籍ですね、あとは医薬品や銅銭などが輸入されました。

池上　あっ、宋銭ですね。

増田　宋銭は大量に輸入されて、日本の貨幣経済の発展に貢献します。

池上　なるほど。日本は中国の貨幣で売買していたんですよね。やはり交易には、いろいろな面がありますね。それ以前にも中国との行き来はありましたから、当然、感染症の問題もあったんですよね。

増田　奈良時代に、日本でも天然痘の大流行がありました。八世紀、七三五年から七三七年にかけての出来事で、天平の大疫病と呼ばれています。

池上　奈良の東大寺の大仏が疫病対策でつくられたことくらいしか知りません。

増田　聖武天皇は七四三年、国内の不穏な状況を仏教の力に頼って鎮めようとします。「鎮護国家」という言い方を教科書ではしていますね。精神復興のために大仏をつくることを決め、大仏造立の詔《みことのり》を出します。またそれに先だって七四一年には、国分寺、国分尼寺建立の詔が出されています。

池上　だから東京にも国分寺という地名があるわけだよね。

増田　当時から残っているということですよね。全国にある国分寺や国分尼寺が、その際に国ごとにつくられたわけですから。

池上　それほど当時は全国的にひどい状況だったわけですね。

増田　聖武天皇が即位したのは七二四年。この頃、旱魃《かんばつ》や飢饉が続き、七三四年には大きな地震が起こり、被害も甚大でした。そんな状況が続く中で疫病が広がったわけです。

池上　被害ももちろん大変だったでしょうけれど、それだけ立て続けにいろいろなことが起これば、社会に不安が蔓延します。その疫病が……。

増田　天然痘だと言われています。

池上　その当時だと、遣唐使や遣新羅使が行き来していますね。

増田　彼らの行き来で感染症も持ち込まれたのではないかと言われています。全国で計算すると、一〇〇万人から一五〇万人の方が亡くなったようです。

さらにこの疫病によって、政治の中枢にいた藤原武智麻呂《ふじわらのむちまろ》、房前《ふささき》、宇合《うまかい》、麻呂《まろ》の四兄弟も相次いで亡くなります。彼らは聖武天皇の妻である光明皇后の異母きょうだいです。当時は、藤原氏が政治の実権を握ろうと他の勢力と競い合っていた時代なんです。七二九年には、長屋王《ながやおう》という皇族が、藤原四兄弟の陰謀で朝廷から謀叛の疑いをかけられ自殺しています。

池上　権力争いが続く中で疫病のため、藤原四兄弟は亡くなってしまったと。

増田　そうなんです。その後、七四〇年には、藤原広嗣《ふじわらのひろつぐ》が大宰府で朝廷に反旗を翻し挙兵しますが、鎮圧されています。社会はもちろん、政治も不安定化していて、混乱した時代だったと思うんです。

池上　まさに感染症の流行が政治や社会に大きな影響を与えたわけですね。

増田　そうなんです。飢饉や地震、そして疫病もあった。そういったことが、当時の律令政権が自分たちで国の歴史をまとめた六国史には書いてあるんですね。

その中の八世紀末にまとめられた『続日本紀《しょくにほんぎ》』には、この時代のことが書いてあって、何か悪い出来事があるとその度に元号を変えて、都も転々としていたことがわかります。

池上　増田さんは世界史の先生だと思っていましたが、日本史も詳しいんですね。

増田　いえいえ。高校の講師として世界史を教えていた時期は長いですが、実は、大学時代は日本古代史を専攻していて、『続日本紀』の原典講読を徹底的にした経験があるんですよ。

大仏造立と全国に国分寺、国分尼寺

池上　混乱した状況から日常を取り戻すには、日々の生活を立て直していく必要があります。

増田　聖武天皇による東大寺の大仏造立には、こうした社会の不安を取り除き、人々の気分を安定させようといった狙いがありました。つくり始められるのは、七四五年です。

奈良の大仏や全国の国分寺、国分尼寺は、災難を仏教の力で消滅させ、国家を守る「鎮護国家」という思想から生まれたものでした。

この大仏や国分寺、国分尼寺を各国につくるため、多くの労働力が提供させられたり、大仏造立のために銅なども徴収されたりすることになります。それだけではもちろん足りず、全国から寄進も求めます。行基という僧が全国を行脚して、大仏造立の意義を説いたことはよく知られていますよね。

池上　そうか、ここで行基が出て来るのか。全国に寺をつくるとなると、それだけでも大変です。

増田　ただ、全国といっても当時は今の北海道などはもちろん入っていません。ですから今の関東以西の本州が当時の政府の支配下にあった全国です。その頃の東北や九州は制圧の対象で、東北は蝦夷《えみし》、九州は隼人《はやと》といって、当時の律令国家にとっては、政府に従わない頭の痛い存在。蝦夷や隼人は異民族だから制圧しなくてはいけないといった考え方でした。ですから八世紀末から九世紀初めには、のちに征夷大将軍になる坂上田村麻呂が蝦夷を討ち、支配地域を広げます。

池上　この征夷大将軍の夷も夷狄《いてき》の夷、つまり野蛮人を制圧する将軍が、征夷大将軍なんですよね。

増田　先住民たちを屈服させて、自分たちの社会や文化、政治制度に取り込んで、税金を取ろうとしていたわけです。

当時は、国司、郡司という役人がいて、地方を治めていました。国司は中央から派遣される役人です。その下で働く地方の役人が郡司。その人たちが中央政府の命令を実施していくわけですけれど、その下に現地の現場で働く人がいて、階層化していきます。

また、国郡里《こくぐんり》という行政区画の中で、里の地元には、それこそ村の長みたいな人がいて、農民から税を必要以上に取り立てて、残った分はプールして自分のポケットに入れてしまうんです。

郡司は、その肩書があると給料がもらえますから、自分の親族を擬任郡司（正式の任命ではなく、地元で臨時に任命された郡司）という肩書で任命して、自分たちの一族が潤うようにするなんていうこともしていました。法律や制度をつくり、税金を徴収して行政が動いていくのですけれど、昔からそういう状況が生まれていたんです。

それで結局、農民たちが苦しい思いをすることになるんです。その頃の状況が、歌人の山上憶良の「貧窮問答歌」では、貧者ともっと貧しい窮者が貧乏生活について問答の形で語り合う長歌で表現されています。

池上　本当にいつの時代も同じようなことが起こりますね。役人だけが悪いわけではないでしょうが、制度を使って自分たちだけがうまくやっていこうとする人は必ず出てきます。

社会の状況があまりにも厳しいからこそ、宗教にすがる人も増えるのでしょう。七五二年に奈良の大仏が完成しますが、その頃には、社会は落ち着いてきたのですかね。

増田　大仏の開眼供養には、一万数千人も参集したらしいです。

池上　そこでまた感染者が広がるようなことにならなくて、よかったですね。

増田　また、そんなことを……。

池上　まあ、感染が収まっていたということは、集団免疫ができて、落ち着いていたのかもしれませんね。この集団免疫とは、コミュニティの中で六割から七割の人が感染することで身体に免疫ができると、それ以上、感染症が広がらなくなる状況です。そういう状態になっていたのではないでしょうか。

それにしても、大仏をつくるのにいくらくらいかかったのですかね。

増田　東大寺についての資料集『東大寺要録』を元に関西大学の宮本勝浩さんたちが試算すると、奈良の大仏の建造費は今の価格にすると、約四六五七億円だそうです。

池上　新国立競技場の建設費はいくらでしたっけ？

増田　一五六九億円ですね。そうすると、奈良の大仏は……。

池上　約三倍！　新国立競技場が三つもつくれます。

コラム●銅は山口県から、金は宮城県から

「木簡《もっかん》」という歴史資料をご存じだろうか。長細い木製の札に文字が書かれたもので、文書や荷札として使われたものだ。その記録から様々な史実が見てとれる。一九八八（昭和六三）年、東大寺大仏殿の遺跡で発掘調査がされた際、大仏鋳造の現場が発見され、同時に木簡が見つかった。

銅の成分を分析した結果、ヒ素が多く含まれているなどの特徴から、山口県美祢《みね》市にある長登《ながのぼり》銅山（一九六〇年に閉山）の銅が原材料だったことがわかった。さらに、美祢市で発掘調査を行った結果、銅生産を国家的に行っていたことを裏付ける工房遺跡が発掘された。銅鉱石を採掘し、精錬して塊を作り、発送するまでの工程が一貫して行われていたという。

この事実を裏付けたのが、前述の東大寺遺跡で発見された木簡だ。その中には、長登銅山から都の光明皇后に送られたことを示す荷札の宛先記載があったのである。

大仏の表面に塗る金も、国内産であることがわかっている。『続日本紀』

によれば、大仏の完成が近づいた七四九年に陸奥守《むつのかみ》から、黄金九〇〇両が献上されたとある。この史実も、現在の宮城県にある黄金山《こがねやま》産金遺跡の発掘調査によって裏付けされた。

もう一つ、注目すべきは、大仏鋳造も金の産出も、朝鮮半島からやってきた渡来人の手によってなされたことだ。大仏鋳造のリーダーは、国中《くになかの》公麻呂《きみまろ》という渡来系の技術者で、百済官僚の孫だという人物。大仏鋳造という大事業に対して尻込みする工人たちの中、優れた技術をもつ彼がリーダーシップをとり、難しい国家プロジェクトを成し遂げた。

黄金を献上した陸奥守も、百済王《くだらのこにきし》敬福《きょうふく》といい、百済王の末裔であった。彼らの技術なくしては、東大寺の盧舎那仏《るしゃなぶつ》は存在しなかったのである。

※補足　東大寺大仏情報（『詳説日本史B』山川出版社などによる）
奈良東大寺の大仏の高さは、一五メートル。
巨大な銅像の本体は、七四七（天平一九）年から三年がかりで八段に分けて溶かした銅を鋳型に流し込んでつくられた。五〇〇トン近い大量の銅が使用されていて、そのうち長門国（山口県）から送られた銅は一八トン。海路を使ったことが記録されている。

大仏殿は源平合戦と戦国時代の二度焼け落ちていて、大仏自体、幾たびにもわたる補修を経て、現在の姿になったのは江戸時代。奈良時代につくられたのは、わずかに台座や左ひざの部分にのみ残されている。（増田）

聖武天皇、復興政策を打ち出す

増田　経済状況もたいへんになっていますし、大仏や寺をつくるにしても莫大な費用がかかります。そこで聖武天皇は、経済対策を考えます。復興政策としてつくられたのが、墾田永年私財法です。

池上　懐かしいー。

増田　習ったなあ、聞いたことあるーって感じですよね（笑）。それ以前の口《く》分田《ぶんでん》は、六歳になると男女が土地を与えられ、その与えられた土地から税金を計算されて徴収され、亡くなると国へ返すという決まりでした。しかし飢饉や疫病の影響で人が少なくなると、耕地が荒れてしまいます。

池上　たくさんの方が亡くなっているから、農地を耕す人も減るに決まっています。

増田　それで、自分たちがそれぞれ耕した土地は私有を許可するということにこの法律で定めたんです。

池上　まさに感染症が社会制度を変えざるを得ない状況にしたわけですよね。

増田　農耕地が増えれば生産性も上がって、徴税も増えますからね。その結果、どういうことが起こったかというと、多くの人が土地を一所懸命耕します。するといい耕地もできてくるようになります。

池上　戦後の日本の農地改革も同じです。GHQ（連合国軍総司令部）の指令によって、地主が抱えていた土地を解放させ、小作農たちが農地を手に入れます。その結果、農業生産性が爆発的に上がるんです。米の生産性も上がり、農家は潤うようになり、餓死者がいなくなります。やっぱり人間って、自分の利益になるとわかれば、がんばろうと思って、やっていけるんですよね。

増田　農耕地が増えて生産性が上がれば、当然、税も払わなくてはいけませんから、税を納めるより、開墾した農地をお金をたくさん持っている人へ売るという人たちも出てくるわけです。すると、お金持ちが生産性の高い耕地を買うようになります。当時は、高級官僚の所有する田畑や寺社の農地も無税だったんですよ。

池上　今も昔も役人と宗教法人は優遇されていると。

コラム●鄧小平の「生産請負制」

聖武天皇の改革は、中国の近代化に貢献した最高指導者・鄧小平の「生産請負制」を想起させる。

中華人民共和国は、建国以降、毛沢東の指導の下、農村では「人民公社」という名の集団農場が全土に設立された。

土地はすべて国有化され、農民たちは人民公社で集団生活をしながら農業に従事することとなった。「貧富の差をなくし、全員が平等」という共産主義の理想を実現するためだった。

ところが農民たちは、自分たちの土地が人民公社のものになってしまうことで労働意欲を失った。農業は自然が相手。春先に霜が降りそうになったら田畑に出て焚火をして霜が降りるのを防ぐ。自営農家なら率先して実行するが、「生産物はみんなのもの」となってしまうと、「自分が出ていかなくても」という意識を持つようになる。

全員が平等という建前から、「働いても働かなくても収入は同じ」ということになるので、多くの農民が「働いているふり」をするようになってしまい、農業の生産性は著しく低下した。

毛沢東が死去し、実務能力に優れた鄧小平が権力を握ると、一九八〇年、農家に「生産請負制」を導入した。これは、農家に農地を割り当て、そこで収穫した農産物の一定割合を国に供出すれば、あとは自家消費しようが売りに出そうが自由にするという仕組みだ。働けば働くほど豊かになるので、農家の生産意欲は高まり、「万元戸」（年収が一万元の農家）と呼ばれる豊かな農家が続出した。結局、人民公社は一九八二年に解体された。

農民に働く意欲をもたらす、まさに聖武天皇が実施した政策と共通する。鄧小平は、人間がどういうものかよく知っていたようだ。

（池上）

感染症が契機になった社会の変化

増田　当時、農地にはいくつかの種類があって、高級官僚や寺社は税を免除されていました。その結果、農民たちは開墾した農地をこうした有力者に売り、売った先で働くという雇われ農民になります。要はサラリーマンですよね。自分の土地はないけれど、労働を提供して賃金を得る。この方が、自分で農地を耕して税金を納めるより、働いて賃金をもらえるので、農産品の出来不出来など、リスクも低くなって、生活が安定します。こうして広大な農地を経営する人たちが出てくるわけです。それが荘園の誕生です。

池上　おおー。感染症が契機になって社会が大きく変化しました。

増田　特に東大寺などの大寺院は広大な原野を独占するんです。国司や郡司の協力を得て、農民たちを使って灌漑《かんがい》施設などもつくっています。大規模な原野の開墾も開始され、荘園の経営が始まっていくのです。

ここで、よりいい土地を自分たちのものにしようと、力ずくで奪おうとする輩《やから》も出てくるわけです。そういった輩から土地を守るために生まれたのが、武士の始まりになります。

池上　今でいうガードマンが生まれたわけだ。すごいですね。歴史がきちんとつながって見えてきます。そして感染症からそんな歴史の変化が見えてくるなんて。

増田　何か自分なりのテーマを決めて歴史を見ていくと、流れがよく見えることがあります。感染症についても流行する前の社会の状況と、収まってからの社会にどういう変化が起こっているかに注目すると、こんな歴史の動きも見えてくるんですよね。

池上　まさに墾田永年私財法は、感染症をはじめとした疫病や飢饉といった災害への復興政策ですからね。それが大きな社会的な変化へとつながっていった。

今も新型コロナウイルスですごく景気が悪くなっていますから、安倍政権の経済対策に関心が集まっています。その政策によっては、今後の日本社会も大きく変わっていく可能性があるわけです。

コラム●仏像の楽しみ方

歴女に歴男。実にステキな呼称である。私が史学科の学生だった頃は、バブル経済真っ盛りの時代で、歴史を学んでいるなどというと、オタクやネクラといったレッテルを貼られることの方が多かったのに、同じことでも今では非常にポジティブにとらえられている。時代の変化とはそういうものなのだろう。

サムライや刀剣、仏像などを愛でる歴女や歴男の存在が注目されている現在、今更、私の出る幕ではない話のような気もするが、高校の教壇に立っていたときに、よく話をしていた仏像を楽しむポイントを少しだけご紹介しよう。

仏像は、修行の進捗状況や役割によって四つのグループに分けられる。上から順に、「如来」「菩薩」「明王」「天部」。

「如来」は、修行を終え、悟りを開いた状態。いわば、完成された仏《ほとけ》である。名称には、釈迦如来、薬師如来、阿弥陀如来など、様々あるが、何も持たず、装飾品のない、とてもシンプルな姿であるのが特徴。悟りを開いたので、もう何も必要がない、という訳だ。

「菩薩」になると、背中や頭、手などに装飾品を携えている。観世音菩薩、弥勒菩薩、などといった名称を聞いたことがあるだろう。いずれも衆生（一般の人々）を救済する役割を持つが、まだ修行中の身で、自分の力だけでは救うことができないので、道具が必要なのである。

「明王」（不動明王など）は、仏の教えを守らない人々を懲らしめる、「天部」（梵天、弁財天）は仏の教えを守って、衆生に現世利益をもたらす存在である。

仏には、衆生を救う役割があるため、「三十二相」という人間とは違う優れた特徴がある。すべてが反映されている訳ではないが、例えば見た目がシンプルな「如来」を拝む際に、どこが違うのか、探してみるのも楽しいだろう。

また、例えば眉間の部分にある丸いもの。「白毫《びゃくごう》」といい、光明を放つ白い毛である。普段は丸めて納められているが、延ばすと一尺五寸（約四・五メートル）あると言われている。

髪型を見て「パンチパーマみたい！」と思う人も多いのではないだろうか。これは「螺髪《らほつ》」といい、智恵の象徴である。頭が髪の毛でお団子を作ったように盛り上がっているのも「肉髻《にっけい》」といって智恵が詰まっている証拠である。

指の間には水かきのような膜があり、衆生を残さず救うという意味がある。大きなピアスのあとのように耳たぶに穴があいているのは、装飾品をつけていた名残だ。

そのほか、台座や手足のポーズ、また後ろから見ることができる仏像は、後ろ姿を楽しむのもいいだろう。

仏像に出会ったときには、せっかくだから、そんな自分なりの視点から楽しんでもらえたらと思う。

（増田）

奈良の大仏と感染症

遣唐使が天然痘を持ち込む

↓

聖武天皇（701～756）の時代に疫病が蔓延

【聖武天皇の感染症対策】	
743	経済復興対策として墾田永年私財法を導入
752	精神復興対策として大仏造立

第5章

世界大戦の終結を早めた「スペイン風邪」

実はアメリカから欧州へ広がった感染だった

池上　最近にわかにスペイン風邪のことが注目されるようになりました。

一九一四年七月二八日にオーストリア＝ハンガリー帝国がセルビア王国に宣戦布告をして、世界中を巻き込み、一九一八年の一一月初旬まで約四年三か月続く、第一次世界大戦が始まります。

この第一次世界大戦の終結を早めたのが実はスペイン風邪だったというんです。

増田　でも、歴史の教科書をいろいろと見てみたのですけれど、スペイン風邪が影響して戦争が終わったといった書かれ方はしていないんですよね。スペイン風邪の記述があっても、第一次世界大戦の末期に世界中で流行したといった説明です。

池上　第一次世界大戦は、世界にとって初めての総力戦、つまり国を挙げての戦争だったので、民間人にも多大な犠牲が生まれました。それまでの戦争は基本的には軍人たちがある限定されたところで戦いを繰り広げる面が強かったのです。もちろん民間人も巻き込まれてはいましたけれど、総力戦では、軍人や民間人といった区別なく動員され、攻撃されました。そのため、戦争で亡くなった方たちの数をどうやって考えるかはとても難しいのです。兵士や軍に関係ある人、民間人をどうやって区分して、どう把握するか、なかなか正確にわからないところもあります。

増田　スペイン風邪で亡くなった方の数も統計や研究者によって少しずつ異なっていますからね。とにかく、スペイン風邪で亡くなった兵士の方が、戦闘で亡くなるより多かった可能性が高い、と。

池上　もちろん見方はいろいろあるのですが、そういう説があるんです。世界にとって初めての体験といってもいい、悲惨な戦争でしたから、なかなか正確な数を出すのは難しいのです。そしてスペイン風邪も同じ時期に起こったことですから、当時は混乱に次ぐ混乱だったことでしょう。

一人の兵士から感染拡大

増田　ところで、スペイン風邪と呼ばれていますけれど、今でいうインフルエンザだったことがわかっています。

池上　当時はまだ、インフルエンザなんてこともわかっていなかったんですよね。

増田　インフルエンザウイルスの発見は一九三三年といわれていますから、まだ流行りの風邪といった認識ですよね。

池上　風邪のことを昔は感冒といっていました。一九世紀の後半頃から、今から見ればインフルエンザと考えられる流行りの風邪のことを、流感と呼ぶようになり始めます。流行性感冒を略したものですよね。

では、そのスペイン風邪の流行がどこから始まったのかというと、これも今、研究がいろいろあるのですが、アメリカからという説が有力です。では、どうしてアメリカから広がったかというと、第一次世界大戦と大きく関わっています。

アメリカは、第一次世界大戦がヨーロッパで開戦しても、ヨーロッパのことには干渉しませんよ、という態度を当初とっていました。

増田　モンロー主義ですよね。一八二三年、当時のアメリカ大統領だったモンローが打ち出した政策を、アメリカはずっと基本的に守っていました。

池上　要するにアメリカは、ヨーロッパの国のことには何も手を出したりしませんから、ヨーロッパもアメリカ大陸のことに口出ししたり、手を出さないように、ということですね。

増田　それが一九一五年、イギリスの客船がドイツ軍の潜水艦に撃沈されます。一二〇〇人近くの方が亡くなったんですが、その中にアメリカ人も一二八人含まれていたんです。それによってアメリカ国内の雰囲気が変わります。

池上　世論が反ドイツに傾いていって、ドイツは一度は潜水艦による攻撃を自制するのですが、一九一七年に潜水艦による無差別攻撃を改めて始めます。

ドイツの潜水艦のことを「Ｕボート」と呼びます。要はドイツ語の「ウンターゼーボート」（海面下の船つまり潜水艦）の略称です。

増田　こういうときに池上さんの軍事オタクが顔を出す。まったく（笑）。とにかく、こうしてアメリカは、第一次世界大戦に参戦することになります。

池上　アメリカは急遽、兵士の訓練を開始することになりましたから、大きな兵舎をつくって全米から集めた若者を集団生活させ、軍事訓練します。彼らに大西洋を渡らせてヨーロッパの戦線に送り込もうとしたわけです。しかしその兵舎に集めた若者たちの中の一人に、風邪の症状が出ます。そこから兵士たちが次々と感染します。発熱や頭痛を訴える人が続出しました。一〇〇〇人以上が感染して五〇人近くの人が亡くなります。

増田　一九一八年の八月頃には、アメリカ国内の基地や工場、学校でもどんどん集団発生が起こり、感染が広がっていきます。

池上　しかし兵舎では単なる風邪として扱われ、当然発症しなくても感染している兵士たちも多くいたでしょうから、彼らがヨーロッパへ渡り、戦闘に参加すると、仲間はもちろん、フランスやイギリスだけでなく、敵のドイツ兵にもどんどん感染していくことになります。

増田　戦争もまた人の行き来を盛んにしますし、ある種の交流とも言えます。軍隊をはじめ、総力戦ですから物資を供給するための工場労働なども活発になり、密閉された集団を多くつくるわけですよね。そういうところでも感染が広がっていく。

池上　スペイン風邪は、最初の頃はそこまで重症化しませんでした。流行が一度収まりかけた後、急に強毒性を持ち、また流行します。だからスペイン風邪のウイルスは、流行しているうちに突然変異したのではないかと言われています。

増田　そして一九一八年から一九二〇年まで続く、世界的な大流行が起こります。

どうしてスペイン風邪と呼ばれたのか

池上　突然変異してからは、若者が多くかかり、若い兵士たちが多く死んでいきます。免疫力の高い若い人に感染したウイルスが、かえって免疫の暴走を引き起こしたのです。現在ではこの症状をサイトカインストームと呼びます。サイトカインとは免疫に関与するたんぱく質のことで、要は「免疫の嵐」です。それで次々と若い人たちが死んだとも考えられています。大勢の若い兵士たちが高熱で動けなくなり、死んでいく。そしてヨーロッパ中で戦闘が起こり、人も行き来していますから、どんどん民間の人にも感染が広まっていくことになります。

増田　そんな状況では、本来戦争どころではないはずですよね。

池上　ええ、多くの兵士たちが銃を持ち歩くことさえできなくなったと言われています。戦争中ですから、当然どこの国も自分の国の兵士がそんな状態になっていることを一切秘密にします。もちろん各国の多くの兵士がそんな状態だったわけですから、多少は情報としては伝わっていたでしょうけれど。しかしそうやって秘密にすることで、さらに感染は広がっていきます。

増田　情報があれば、予防しようという意識だって少しは広がりますからね。

池上　戦争は、感染症対策の敵だということがわかりますよね。そしてスペインへも感染が広がっていきます。スペインは、第一次世界大戦のとき、中立国でした。そのため軍事機密とするようなこともないですから、報道管制もありませんでした。報道が自由に行われていたんです。スペイン国内ではどんどん感染が広がり、ついには国王も感染します。閣僚はじめ政府の要職に就いていた人たちにも感染は広がり、政府も社会も大混乱に陥ります。この状況が自由に報道されたため、「スペイン風邪」と呼ばれるようになったんです。

増田　スペインは、そう呼ばれることに抗議したようですが、定着してしまいました。

池上　一度広まってしまうと、後戻りはなかなかできません。感染症と同じですよね。

増田　今回の新型コロナウイルスをめぐっても、どこかの国の大統領や政治家たちが地名を由来にした呼び名を使って批判されています。

池上　どこかの国の大統領ね。日本の政治家にもいますけどね。このスペイン風邪やＭＥＲＳ（中東呼吸器症候群）といった感染症の呼び名が特定の国や民族などの印象を悪くする可能性があるので、WHO（世界保健機関）は二〇一五年にそういった呼称を使わないルールを打ち出しています。

増田　たくさんの方が亡くなったり苦しんだりしていますから苛立ちが募ることはあるでしょう。その気持ちは理解できますけれど、人間も自然の中で生きています。感染症から完全に逃れることはできません。誰かやどこかに責任を押しつけることはできません。

池上　スペイン風邪で多くの方が亡くなっていますけれど、みなさんも知っている有名な人がいます。例えば、画家のグスタフ・クリムトは、一九一八年二月、ウィーンで亡くなっています。

増田　クリムトは、「接吻」や「アデーレ・ブロッホ＝バウアーの肖像」はじめ、一九世紀末のウィーンを代表する画家です。

池上　そのクリムトに師事した、エゴン・シーレもスペイン風邪で亡くなっています。

増田　エゴン・シーレは、「死と乙女」などが有名ですね。

池上　彼は、第一次世界大戦に徴兵されてもいます。エゴン・シーレは、先に妻がスペイン風邪で亡くなります。その三日後に彼も亡くなるんです。一九一八年一〇月、二八歳でした。

感染して回復した人もいます。ノルウェーの画家のエドヴァルド・ムンクです。彼は一九一九年、「スペイン風邪の後の自画像」という作品を残しています。

増田　ムンクは「叫び」がとても有名ですけれど、そんな経験もしているんですね。

日本でも「相撲風邪」が大流行

池上　同じ頃、台湾では、「相撲風邪」と呼ばれるインフルエンザの流行が始まっています。当時の台湾は日本が植民地支配していましたから、日本の力士が台湾に巡業へ行っていたんです。そうすると、お相撲さんたちが次々と熱を出して寝込んでしまいました。

増田　それで相撲風邪なんですね。

池上　そう、お相撲さんたちに流行っていたから。その力士たちが台湾の巡業が終わり、本土へ帰ってきます。治りきっていなかったり、感染しても発症しなかったりした人もいたでしょうし、力士だけでなくいろいろな関係者もいますから、そこから感染が広がっていくんです。

アメリカで感染が広がる頃と同時期でしたけれど、この台湾のインフルエンザウイルスがどこから来たのかはわかっていません。ただ、中国が起源ではないかという説もあるんです。アメリカの兵舎での流行の前から中国国内で風邪のような病状が流行っていたという記録もあるからです。

また、最近の研究でわかってきたことなんですが、第一次世界大戦中にイギリスとフランスの軍隊が中国人労働者を雇用していました。既に大勢の中国人がヨーロッパやアメリカの各地に労働者として入り込んでいて、中国からインフルエンザウイルスが持ち込まれていた可能性を指摘する説もあるんです。

増田　なんだか新型コロナウイルスの感染ルートを見るようですね。日本でもその後どんどん感染が広がっていったんですね。

池上　いったん収まったようなんですが、台湾経由だけでなく、アメリカやヨーロッパで大流行しますから、それが当然日本にもやってきます。一九一八年の秋には、日本でも大流行が始まります。当時の日本の人口は約五六〇〇万人で、内務省は、スペイン風邪による死者を、三八万八〇〇〇人と報告書にまとめています。当時は内務省という強大な役所がありました。今の厚生労働省や総務省、警察庁のような仕事をしていました。なので、内務省がデータを集めていたのです。ですが、人口学者の速水融《あきら》氏がこのデータに欠落があると指摘しています。全国一律のデータではないので、欠落部分を補って修正すると、死者は、約四五万人にまでのぼるのではないかということです。

増田　それだけの人が亡くなったんですから、大変な事態ですよね。

池上　当時の「東京朝日新聞」、現在の朝日新聞東京本社の一九一八年の一〇月の記事は、連日、流行の様子を伝えています。それによると、軍隊や学校といった集団で感染が爆発的に広がっているようです。現代文に直したり、現代の用語に翻訳したりしてお伝えします。

「鯖江第三六連隊の流行感冒患者は二〇〇余人になり、連隊は外出や面会を一切禁止した」（「東京朝日新聞」一九一八年一〇月四日）

「愛媛県大洲町で流行感冒が大流行し、六〇〇〇人の患者がいる。中学校と高等女学校の多数がかかり、一週間、三九度から四〇度の熱が出た。患者は一〇歳以上三〇歳以下に多い」（同一九一八年一〇月一六日）

増田　今回、新型コロナウイルスの流行で度々言われている「クラスター（感染者集団）」ですね。

池上　一〇〇年少し前の出来事ですけれど、本当に今と似たような状況です。東京から避難する人たちがいる状況も同じです。

「熱海は感冒避難客で温泉宿はどこも満員で、客が布団部屋にまであふれている」（同一九一九年一月一九日）

増田　人間が考えることっていつの時代も同じですね。今回は石垣島に大勢の人が避難してきています。

池上　また、こんな出来事も起こります。劇作家の島村抱月と女優の松井須磨子の悲劇です。

松井須磨子がスペイン風邪になって寝込み、島村抱月が見舞いに行ったのです。その後、抱月もスペイン風邪を発症して亡くなってしまうのです。松井須磨子は回復しますが、自分を責めた須磨子は二か月後、抱月の月命日に、抱月が亡くなったのと同じところで後追い自殺をします。一九一九年の一月のことです。

増田　言葉がないです。

池上　ええ。一九一九年になると、あまりに暗澹《あんたん》たる状況で本当に言葉がなくなってきます。

「患者は増える一方、医師にも伝染し、看護師も倒れる。東大病院は入院を断っているし、ほかの病院もすべて満員。実に恐ろしい世界感冒だ」（同一九一九年二月三日）

増田　今、多くの国で起こっている「医療崩壊」と同じ状況です。

池上　当時の公衆衛生は、内務省の担当でしたから、同じ内務省が管轄している警察が公衆衛生を取り締まっていました。東京に関しては警視庁が責任を持っていたわけですね。ですから、警視庁がスペイン風邪予防のための注意喚起もしているんです。その内容が、「人が集まる場所に行かない」「外出するときはマスクをする」「うがい薬でうがいをする」「マスクをしない人が電車内などの人込みでせきをするときは布や紙で口と鼻をおおう」「せきをしている人には近寄らない」「頭痛、発熱、せきなどの症状があるときはすぐに医者に」。

増田　まったく今と一緒！　原因不明の感染症への対策は、一〇〇年経っても何も変わらないということです。

池上　そして残念ながら、悪い面でも同じです。マスクはどこのお店でも品切れになっています。不良品や大幅値上げをしたマスクを売る人たちがいるところまで同じなんです。

突然収束したスペイン風邪

増田　結局、スペイン風邪でどのくらいの方が亡くなったか、はっきりしない

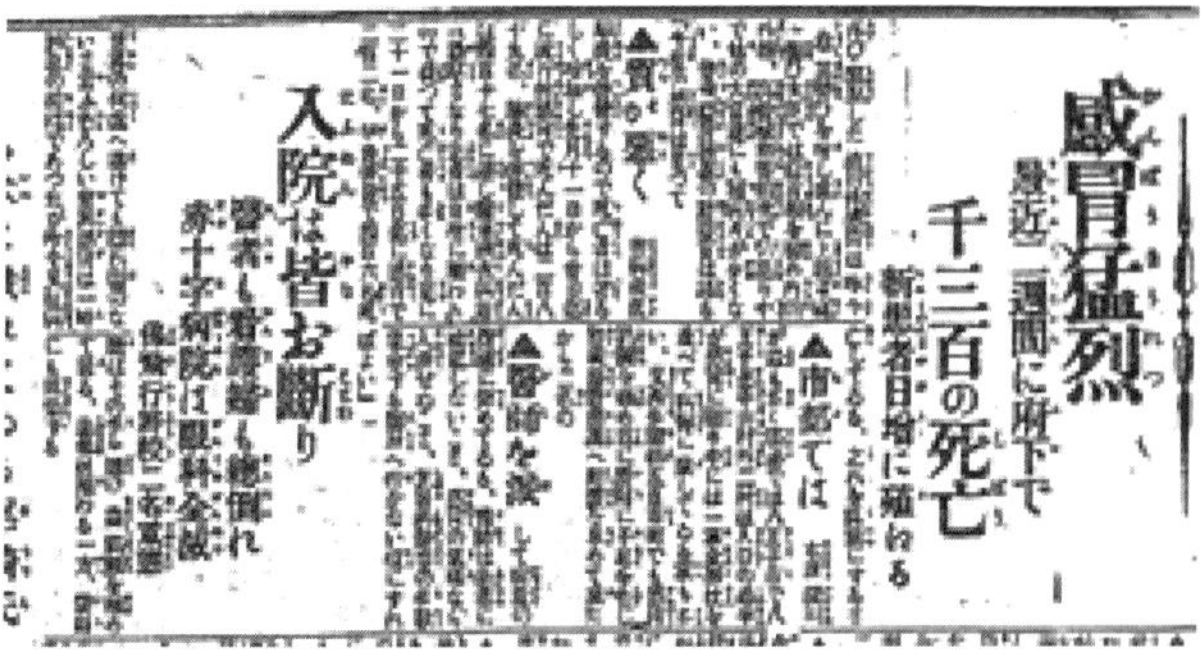

感冒猛烈
最近一週間に府下で
千三百の死亡
新患者日増に殖ゆる
▲市部では

入院は皆お断り
警察も看護婦も総倒れ
赤十字病院は眼科全滅

当時の日本でのスペイン風邪流行を伝える記事
(「東京朝日新聞」　一九一九年二月三日付)

んですよね。

池上　ＷＨＯは四〇〇〇万人と報告していますけれど、五〇〇〇万人、一億人という説まであって、いろいろな数字があるんです。

増田　感染者の数はどうですか？

池上　これも世界の人口の二五％から三〇％とＷＨＯは言っていますが、四〇％という人もいれば、約五億人という人もいます。

感染の波は三波くらいあって、最初の一九一八年春と夏は、先程も触れたように感染はすごく広がったんですけれど、あまり致死性は高くありませんでした。これが秋になるとすごく致死率が上がります。そして一九一九年のはじめ頃も感染が広がります。

増田　一九一八年一一月一一日、第一次世界大戦の休戦協定が締結されます。翌年一月一八日からパリ講和会議が始まりますが、確かに感染がひどい時期で、戦争をしている、いや、継続できる状況ではないですよね。

池上　そうです。第一次世界大戦の終結には、スペイン風邪の影響がきっとあったはずなんです。そのスペイン風邪が突然収束します。

増田　どうしてなんですか？

池上　多くの人が感染したので、集団免疫が働いた可能性も指摘されています。六〇％から七〇％くらいの人が感染して免疫を持てば、この人たちの間で感染しなくなり、感染者が感染させる率が下がるんです。感染したことがある人の方が多い環境ですからね。それで感染が広がらなくなると、収束していきます。あるいは毒性の低いウイルスに突然変異したのかもしれませんが、正確にはわかっていません。

増田　やはり人間がなんでも封じ込めることができるわけではないですよね。

池上　もちろん人間も自然の一部ですから謙虚さは必要です。でも、インフルエンザが流行る度に人が亡くなるのを黙って見ているわけにもいきません。感染拡大を防ぐために、人間はウイルスがどういうものか解明しようと努めてきました。

スペイン風邪については、アメリカの研究者が、アラスカの永久凍土の中に埋葬されていた、スペイン風邪の犠牲者の遺体からゲノム情報を調べました。その結果、スペイン風邪のウイルスが鳥の体内に元々存在していたことをつきとめています。つまり鳥インフルエンザウイルスが変異して、人から人へと感染するタイプになったと推測されています。

インフルエンザの感染の仕組み

増田　インフルエンザウイルスのどんなことがわかっているんですか？

池上　まず、インフルエンザウイルスには、三つの型があることがわかっています。

増田　A型、B型、C型と言いますものね。

池上　このA型がすごく感染が広がるんですね。もちろんスペイン風邪はA型です。B型はあまり重症化することがありません。C型は子どもがかかることで知られています。

スペイン風邪は、A型インフルエンザの亜型のH1N1という分類がされています。

増田　どういう分類の仕方なんですか？

池上　インフルエンザウイルスの表面には、スパイクタンパクという糖タンパク質が突き出ています。

増田　よくウイルスの解説をするときの絵で、本体の丸いところの外側についている突起のようなものですね。

池上　そうです。ウイルスって遺伝子をタンパク質がくるんでいる構造ですよね。そこから突き出ているのが、スパイクタンパクです。

それで、少し難しいかもしれませんが、Ａ型インフルエンザウイルスには、ヘマグルチニン（ＨＡ）とノイラミニダーゼ（ＮＡ）という二種類のスパイクタンパクがあることがわかっています。これが、ウイルスが感染を起こすときに大きな役割を果たしているんです。

増田　突起になっている部分が大きな役割？

池上　ＨＡは感染しようとする細胞と結びついて、ウイルスを細胞の中へ入り込ませる役割をします。カギのようなものです。ウイルスは、こうして人間の細胞に入り込み、細胞を支配して、自分のコピーを大量につくらせます。逆にNAは、感染した細胞とHAの結合を断ち切らせて、コピーされたウイルスを細胞から放出させる役割を持ちます。ハサミのような役割なんです。こうしてウイルスは増殖していきます。

A型インフルエンザウイルスは、HAが一六種類、NAが九種類あります。A型インフルエンザウイルスには、この一六種類と九種類を組み合わせた一四四種類の亜型と呼ばれるものがあるんです。

毎年流行するインフルエンザは、この亜型の差によって「Aソ連型」や「A香港型」などと呼ばれています。

増田　よくニュースなど報道で今年の流行りのインフルエンザはどの型だというふうに聞きますね。

池上　もちろん一つの型だけが蔓延するというわけではなくて、何種類かある中で一番割合が高いものが流行っているということになります。

増田　だから二種類流行ったりすると、自分が打ったワクチンと違う型にかかってしまって、あまり効果がない場合も出てくるのですね。

池上　そういうことになります。先ほど言ったスペイン風邪がＨ１Ｎ１型だというのは、ＨＡがＨ１、ＮＡがＮ１という型の組み合わせということになります。ちなみにＡソ連型もこの型です。

このスペイン風邪のＨ１Ｎ１の組み合わせとともに、鳥インフルエンザのＨ５Ｎ１の組み合わせのタイプが強毒性を持つ可能性があると恐れられています。また、二〇〇九年から二〇一〇年に豚由来のインフルエンザが大流行して大きな騒ぎになりました。あれがＨ１Ｎ１でした。

増田　スペイン風邪と同じだったんですね。

池上　だから大騒ぎになりました。ですが、運良くあまり強毒性とはなりませんでした。

あのとき、テレビ局のスタッフもＡＤ（アシスタントディレクター）さんなど、若い人ばかりかかっていたんです。管理職のプロデューサーたちは何ともありませんでした。

増田　そうでした。学校でも三五歳以下の人しかかかりませんでした。生徒たちは軒並みかかり、三〇代前半までの先生もかかったんです。それ以上の年齢の人たちはかかることなく、きれいに分かれたんです。

池上　もしかするとそれ以前に流行ったインフルエンザと似たタイプだったのではないかと言われています。だから以前かかったことがある人たち、三五歳以上の人たちには免疫があったのかもしれないと言われています。

　こうして相手がわかってくれば、少しは対応できる部分も出てきます。感染症と人間の歴史は、終わりなき戦いなのです。

コラム●原因が不明だったので名付けられた病気

マラリアやインフルエンザは、病原体や発病のプロセスが不明だった時代に名付けられた。マラリアは「悪い空気」というイタリア語「マラ　アリア」に由来する。

日本では古くから「おこり（瘧）」と呼ばれた。

マラリアを引き起こす単細胞生物のマラリア原虫は、媒介するハマダラ蚊が刺すことによって人の体内に入る。血液中に入ると肝細胞に取りついて増殖し、赤血球に侵入して破壊する。

日本でも明治から昭和初期にかけては全国で流行し、太平洋戦争中には東南アジアに派兵された日本兵が多数命を落とす原因となった。現在は国内での感染による発生はないが、ＷＨＯによると世界では二〇一八年現在で二億二〇〇〇万人が感染し、四三万五〇〇〇人が死亡していると推定されている。

一方、インフルエンザという病名は、一六世紀のイタリアで名付けられた。

当時は占星術が盛んで、冬になると流行することから、冬の星座の影響で発生するものと考えられ、「影響」を意味する「インフルエンツァ」と名付けられた。これが英語で「インフルエンザ」となった。

日本では江戸時代に何度か全国的に流行し、「お七かぜ」とも呼ばれた。これは、恋人に会いたい一心で放火したとされる八百屋お七の火事の後で流行したので、こう名付けられた。

また、名横綱「谷風」もかかったので、名前をもじって「谷かぜ」と呼ばれたこともある。

インフルエンザウイルスによって引き起こされることが判明するまでは、一般の風邪と区別がついていなかった。

（池上）

スペイン風邪とは

1918　第一次世界大戦末期

↓

第一波　春から夏にかけてスペイン風邪の流行
感染性は高かったが、特に致死性は高くなかった

↓

第二波　晩秋に、致死率が10倍になる
罹患者の99%が65歳以下

↓

1919　**第三波**

最終的な患者数は、世界人口の25～30%。死亡者数は全世界で4000万人。一説には1億人ともいわれている。日本の内務省統計では日本で約2300万人の患者と約38万人の死亡者が出たと報告されているが、45万人という説もある。

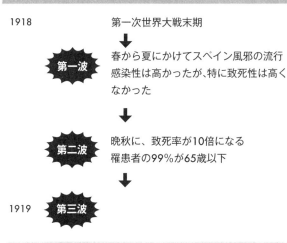

第6章
人類の反撃始まる

病原体である細菌の存在を解き明かした偉人たち

池上　ドイツのロベルト・コッホ、すごい人ですよね。彼がいなかったら、感染症というものへの理解や対策は進歩しませんでした。

一八七六年、コッホは、炭疽菌《たんそ》を発見し、炭疽菌が炭疽病を引き起こしていることを明らかにしました。これによって病気は細菌に感染することによって引き起こされていると証明したのです。その結果、他の多くの病気も同じように何らかの細菌によって起こっていると考えられるようになったのです。ただ、この頃はまだウイルスの存在は確認されていませんでした。

増田　同じ時期にフランスのルイ・パスツールがいます。彼は一八六一年に、食べ物が腐るのは、どこかから微生物が入り込んで増えた結果だと発表しています。この考えをより確かにして、病気と細菌の関係を明らかにしたのが、コッホですよね。

池上　コッホは、その後、結核菌やコレラ菌も次々と発見していきます。そう考えると、感染症というもの自体を見つけたとも言えるのかもしれません。それ以前は、どうして病気が起こっているか、はっきりとはわかっていなかったわけですから。

増田　疫病や伝染病と呼んでいたものの正体をはっきりさせたということですよね。

池上　どうして病気が起こるかがはっきりしてきたからこそ、感染症への対策も進んでいきます。

増田　パスツールは一八八一年、コッホが発見した炭疽菌を使って、炭疽菌の毒性を弱め、動物に注射することで病気への抵抗力をつける、予防ワクチンの開発に成功します。

池上　こうして感染症への人類の反撃が始まったんだよね。

そうだ、パスツールといえば、愛犬家の増田さんにとっては重要な人ですね。

増田　どうしてですか？

池上　狂犬病のワクチンを開発したのもパスツールじゃないですか。

増田　ああ、そうですね！

池上　日本ではもう随分長い間、狂犬病は発生していません。

増田　犬と安心して一緒に過ごせるのも、パスツールたちのおかげなんですね。

池上　ただし、中国をはじめ世界各地では、今も狂犬病が存在しています。海外に行って、犬を見て、「まあ、かわいい」などと近づくのは危険です。もし狂犬病にかかった犬に嚙まれたら、直ちに人間用のワクチンを受けなければなりません。受ければ大丈夫ですが、放っておいて発病すると致死率一〇〇％ですから。

衛生管理という考え方の目覚め

増田　感染症への根本的な対策の前に衛生管理の問題もありました。

池上　まず、昔は本当に汚くて、公衆衛生なんて考え方もありませんでした。コッホが発見するコレラ菌ですが、元々はインドのベンガル地方の風土病でした。それがイギリスによるインド支配や交通機関の発達などによって、世界的に広がっていきます。そして一八三一年、ついにイギリスでもコレラの大流行が始まります。死者は一四万人にも達したそうです。

増田　これ以降も、コレラは何度も世界的な流行を繰り返しましたよね。

池上　そうなんです。イギリスの場合、ロンドンの下水はテムズ川に流されて、それが濾過《ろか》も消毒もされないで飲み水になっていたんです。医師であるジョン・スノーが調査して、当時はまだ空気感染が原因と考えられていたのを、集団感染が起こる地域の患者がテムズ川が水源の水を飲んでいることから、水が原因だと指摘します。こういう調査の仕方を「疫学的調査」といいます。こうして科学的な調査法である疫学的な考えも広まっていくようになります。

増田　医療現場の衛生管理の重要性に気づき、改善を主導していったのが、看護師のナイチンゲールでした。

池上　クリミア戦争の際、惨状を聞いたナイチンゲールは、看護師たちを組織してイギリス政府に申し出て現地へ赴きます。

増田　クリミア戦争は、ロシアが聖地エルサレムの管理権を求めて、弱体化していたトルコへと南下したことから起こりました。ロシアを阻止しようと、トルコ、イギリス、フランス、サルデーニャの連合軍との間で一八五三年から一八五六年に行われました。結局、ロシアの敗北で終わっています。

池上　ナイチンゲールは、負傷した兵士たちが後方でひどい扱いを受けていることを報道で知り、看病のために行動したのですが、現地へ着くと、軍医に従軍を拒否されます。

増田　女性を蔑視していたんですよね。当時は医療や看護は女の仕事ではないという偏見があったんです。それで誰もしない、病院内の汚いトイレの掃除をすることから始めます。そうやって軍医たちの信頼を勝ち取り、自分たちの病院内での居場所を確保していきます。

池上　戦略家です。こうして病院へ入り、負傷した兵士たちの看病をしていると、ケガそのものでなく、別の病気、多くは感染症にかかって亡くなっていく兵士の多さに彼女は気づきます。そこで衛生環境の改善に乗り出します。掃除はもちろん、換気を頻繁にして、下水の処理も丁寧に行います。また、清潔な包帯を確保し、兵士たちの服やシーツをきちんと洗濯して、身の回りをとにかく清潔に保つようにするんです。

増田　今なら当たり前と思われることがこの頃はまったく行われていなかったんですね。

池上　そうなんです。でも、衛生環境を改善するだけで、兵士たちがケガ以外の別の感染症などで亡くなることが減り、回復し始める人が増えたのです。

　こうして衛生管理の問題も徐々に取り上げられ、変化していくことで、感染症で犠牲になる人たちの数も改善へと向かっていきます。

日本にも北里柴三郎がいた

増田　日本にもコッホに師事した北里柴三郎がいますね。二〇二四年度には、一〇〇〇円札の肖像になる予定です。

池上　北里柴三郎は、立派な人ですよね。たくさんの実績があります。破傷風菌の純粋培養に成功して、破傷風菌毒素に対する血清療法を確立したことはもちろん、結核のための療養所までつくっています。また、私立で伝染病研究所を設立しますが、それを国へ寄付します。それが国立伝染病研究所となり、今は、東京大学医科学研究所となっています。さらに慶應義塾大学の医学部の立ち上げの際に、学科長も務めました。そして北里研究所を設立して、その五〇周年記念事業の一環として北里大学が創立されたのです。

増田　彼は一八九四年、ペストが流行していた香港で、ペスト菌を発見します。

池上　発見はするのですが、そのとき流行っていたペストの原因菌とは種類が違っていました。また、感染経路がノミであることを発見したのも、台湾で研究をしていた緒方正規《まさのり》と、ボンベイにいたフランス人の科学者であるポール・ルイ・シモンでした。

この北里たちが参加した国際調査団は、画期的なものでした。なぜかというと、国際的な危機意識から派遣が決まったものだからです。

増田　香港はアヘン戦争に負けた清、つまり中国からイギリスへ一八四二年に割譲され、貿易港として栄えます。当然、イギリスをはじめ、様々な国から香港へ行き来する人たちが大勢いたということです。

池上　そのため欧米各国としては、香港からペストが広がり、世界的な大流行になることは絶対避けたい。そういう認識から、早急に手を打とうということで、国際調査団が組まれたんです。

増田　それまでは、感染症の流行に対しては、収束を待つ、それくらいしかできないところもありました。それが人間の方から積極的に手を打とうという姿勢に変化したわけですね。

池上　感染症の分析を行い、対策を考え、隔離検疫を実施できた。そしてその結果、ヨーロッパやアメリカへのペストの流出はなかった。これは随分な進歩ではありませんか。

増田　ただ、じっと過ぎ去るのを待っているだけしかできなかったのが、積極的に守った、といったところでしょうか。

池上　攻めに出る、とまでは、まださすがに言えないですから、そんな状態ですよね（笑）。でもすごい進歩です。ただ、残念ながら、香港ではその後もペストの流行は何度も繰り返されました。中国大陸からペスト菌が入ってきたからです。

ウイルスの存在を証明した電子顕微鏡

増田　電子顕微鏡の発明もまた感染症対策にとっては大きな一歩でしたね。

池上　電子顕微鏡の発明によって、ようやくウイルスの存在が証明されたわけです。

増田　電子顕微鏡は、一九三一年、ドイツのマックス・クノールとエルンスト・ルスカによって発明されました。ルスカは一九八六年、その開発などの功績を認められてノーベル物理学賞を受賞しています。そのとき、クノールは、既に亡くなっていました。

池上　ノーベル賞は、生きている人にしか与えられませんからね。私は東工大の講義で、学生たちに「将来君たちの中からもノーベル賞の受賞者が出るだろうけど、そのためには長生きすることだ」と言っているんです。

増田　この話の流れにそぐわないエピソードだと思いますけど。

池上　失礼しました。それはともかく、それまでウイルスというものがあるはずだ、というふうには考えられていたのですけれど、あまりに小さ過ぎて、人間には確認する術がなかったんですよね。

増田　それが電子顕微鏡のおかげで見ることができるようになった。

池上　そうなんです。確認はできないけれど、あるはずのもの。それをようやく見ることができた。

それは一九世紀末頃から、「濾過性病原体」と呼ばれていました。実験の際に、細菌を通さない細菌濾過器、要はフィルターのようなものを使っているのに、それを通過している何かがあるため予期しない影響がある。だからきっと細菌よりもっと小さくてフィルターを通り抜けてしまう、光学顕微鏡では見ることができない何かが存在する。そう考えた研究者たちがいたのです。それで、その実在を発見して証明することはできないけれど、あるはずのものを濾過性病原体と呼んでいたんです。それがウイルスなんですよね。

増田　細菌とウイルスでは、随分大きさが違うんですよね。

池上　ウィルスは細菌の五〇分の一程度、ですから細菌が通れないフィルターであってもウイルスは簡単に通ってしまうんです。とはいっても細菌だって光学顕微鏡でようやく見えるような小さいものですから、ウイルスが小さ過ぎるわけですが。最近はかなり大きなウイルスも見つかっていますが、基本はとても小さなものです。

有名なのは、野口英世です。彼は、黄熱病の原因は細菌によるものと考え研究していました。その頃から黄熱病の原因は、細菌ではなくもっと小さなもの、つまり濾過性病原体のようなものだと考えて研究する人たちもいました。しかし野口は、細菌だと考えていましたから、細菌の感染を防ぐようなレベルの対策で実験を続けてしまいます。そのため、野口は黄熱病のウイルスに感染して亡くなってしまうのです。細菌であれば問題なく防げるような対策をしていたのでしょうけれど、小さなウイルスは防げなかったのです。

こうして電子顕微鏡ができたことで、細菌よりもっと小さなウイルスの存在が証明でき、感染症の対策への道はより開かれていったのです。

ペニシリンの発見

増田　次の大きな発見はなんですか？

池上　いろいろあるのですが、きっかけは「失敗は成功のもと」でしょうかね。

増田　科学者の方たちは、よくそういうお話をされます。

池上　ノーベル賞も、研究の途中での失敗がきっかけで発見された業績が、授賞理由だったりすることが多いです。

増田　科学者にとって、実感が強いことなのでしょうね。

池上　そこでペニシリンです。

増田　なるほど、抗生物質ですか。

池上　ペニシリンを発見した、アレキサンダー・フレミングも一九四五年にノーベル生理学・医学賞を受賞しています。

増田　実験の途中で、細菌を培養していたプレートの上にカビができていたんですよね。

池上　そう、実験本来の目的としては失敗したわけです。きちんとした細菌をつくろうとしていたら、青カビができてしまったんですから。しかしフレミングは、その青カビの周りでは細菌が死んでいることに気づきます。そこで、青カビの何かが菌を殺す、つまり抗菌作用があるのではないかと仮説を立てます。ただ、結局その青カビからうまく抗菌成分を抽出することには成功しませんでした。

フレミングは諦めてしまうんですけれど、一九四〇年、フレミングの論文を読んだ、ハワード・フローリーとエルンスト・ボリス・チェーンの二人が、フレミングのアイディアを実用化してペニシリンの精製に成功します。この二人はフレミングと一緒にノーベル賞を受賞しています。

増田　それでペニシリンの大量生産が可能になって、第二次世界大戦で負傷した兵士たちに使われ、感染症から彼らを守り、多くの人たちが救われました。クリミア戦争のときのナイチンゲールの衛生管理について触れましたけれど、その後の第一次世界大戦では、結局、総力戦ですから銃後の環境もどんどん悪化します。衛生管理のためのマンパワーも物資も乏しくなり、負傷した兵士たちが病院へ運び込まれても、傷口などから感染症にかかってどんどん亡くなってしまいました。そのときの状況に比べると、第二次世界大戦の際のペニシリンの効果は絶大でした。

池上　ペニシリンは万能薬として、「魔法の弾丸」なんて呼ばれて、第二次世界大戦で大活躍するんですよね。

細菌と人間のいたちごっこ

増田　青カビからペニシリンができましたから、他のカビからも抗生物質ができるのではないかと、多くの研究者が調べた結果、結核に効果があるストレプトマイシンはじめ、様々な抗生物質がつくられるようになります。

池上　実はペニシリンができる前にサルファ剤という化学療法剤が大活躍していました。第二次世界大戦のときは抗生物質のペニシリンとともに使われていて、当初はサルファ剤の方が重用されていたんです。

増田　サルファ剤は抗生物質とは違うんですか？

池上　サルファ剤は、ペニシリンなどの抗生物質のようにカビなどの生物由来ではないのですね。ですから抗菌薬ではあるのですが、抗生物質とは呼ばれません。

増田　サルファ剤は、今も目薬に配合されていますよね。結膜炎やものもらいができた時に目薬を買いに行くと、サルファ剤入りのものを薦められます。いずれも細菌によって引き起こされますから、効果があるのでしょう。

池上　サルファ剤は、よりいろいろな菌に効果があるペニシリンが登場したことと、一九三〇年代に大量に使われたことで、一九四〇年代には、サルファ剤に対する耐性菌が生まれて効きが弱くなってきたんです。そこに抗生物質が使われるようになり、あまり使われなくなりました。でも時間が経ってサルファ剤をまた試してみると、耐性菌も少なくなったようで、いい効果が出る病気もあるということです。

増田　細菌って柔軟ですね。抗菌薬が使われ過ぎると、耐性を持った菌が生まれて効果がなくなり、その抗菌薬を使わなくなると、また耐性菌も減って効果が出てくるということですか。

池上　いたちごっこなんですよね。うまく使っていくしかありません。ただ、こういう問題は抗生物質にも当然あります。MRSA（メチシリン耐性黄色ブドウ球菌）は、抗生物質が効かなくて、院内感染で大きな問題になっています。

増田　人間は少しずつ感染症などの病気を治療できるように克服してきました。でも、すべての病気を抑え込むことができるわけではないんですよね。人間は、もっと謙虚にならないといけませんよね。

種痘発見の陰にある歴史

池上　細菌の次にウイルスについて取り上げましょう。

増田　抗生物質などの抗菌薬は菌が由来の病気には効果がありますけれど、ウイルスが原因の病気には効果がありません。

池上　そこでワクチンです。イギリスの医学者、エドワード・ジェンナーは、牛の乳搾りをしている人が、牛の天然痘（牛痘）にかかって、軽い天然痘の症状は出るけれど、人間がかかる天然痘にはかからないことに注目したんですよね。それでジェンナーは、牛痘を人間に植えれば、天然痘にかからないのではないかと仮説を立てます。そこで一七九六年、わが子に初めて、乳搾りをしている人にできた牛痘から採取した種痘を行いました。偉人伝のジェンナーはこう描かれていますけれど……。

増田　違うんですか？

池上　残念ながら……。初めての種痘は、自分の子どもではなかったんです。ジェンナーの使用人の子どもだったようです。

増田　えっ……。いい話には裏がありますね。

池上　自分の子どもに病原体を注射して実験するなんて、すごいなあと子どもの頃に偉人伝を読んで思ったんですけどね。歴史って、きちんと調べると、知らなければよかったという話に出合います。

増田　はい、歴史を学ぶとしょっちゅうあることです。

池上　さらに調べていくと、ジェンナーよりもっと前、一七二〇年前後にイギリスのレディ・メアリーがトルコで行われていた「植えつけ」と呼ばれる人痘接種を自分の子どもに行っているんです。トルコでは、軽症の天然痘患者の痘から取った膿やかさぶたをまぜたものを、健康な人に傷をつけて植えつけていたんです。そうすると、軽い天然痘にかかるものの、その後は天然痘にかかることはなくなります。

増田　そんなにうまくいくんですか？

池上　いや、やはりその方法だと、人間の天然痘は強いですから、ひどい天然痘を発症してしまう人もいたのですね。それで悪化して亡くなる人もいた。そのためなかなか広まらなかったのです。それをジェンナーが牛痘を用いることで、安全性が高まったということなんです。結果的にレディ・メアリーが歴史に名を残すことはなく、ジェンナーばかりが有名になりました。

東西冷戦の中で米ソが協力した天然痘根絶計画

増田　ワクチンが開発されて、先進国では撲滅することができ始めた感染症も多くあります。ただ、政治や社会の状況、コストの問題もあるので、なかなか途上国では難しいです。ですが天然痘は、アメリカと当時のソ連が協力して、撲滅を目指します。

池上　まずソ連が根絶の提案を始めて、一九五八年にＷＨＯ（世界保健機関）の総会で根絶計画の開始が決定されます。でも、なかなかうまくいきません。

増田　東西冷戦下ですからね。

池上　しかし当時の世界の感染者数は約二〇〇〇万人、死亡者数は約四〇〇万人といわれていますから、大問題です。

増田　状況が変化するのは、一九六五年。アメリカのリンドン・ジョンソン大統領が計画の推進を支持したんです。

池上　計画も立てられ、資金やワクチンの品質管理と調達が進みます。

増田　その結果、一九七〇年代に入り、南米やアジア、アフリカでもワクチンの接種が進められます。当初は全体の接種率を上げようとしたようですけど、発生者は予想より減りませんでした。それで患者を見つけて、その人の周囲にいる人たちにワクチンを打つ方針へ変えます。アフリカの奥地やソマリア、エチオピアのジャングルにまで分け入り、天然痘の患者を見つけては、関係者にワクチンを打っていく。本当に大変だったそうです。当時、日本人の蟻田功さんという方がWHOの天然痘根絶対策本部長を務めていました。

池上　一九七七年にソマリアで確認された二三歳のアリ・マオ・マーランさんが、最後の自然感染した天然痘患者です。彼はワクチンを接種して助かりました。その後、彼は病院の職員をしながら、ポリオ（急性灰白髄炎、小児麻痺）の撲滅に人生を捧げます。

増田　天然痘は追いつめられ、マーランさんの接種から約二年の猶予期間を経て、一九八〇年にWHOが根絶宣言をします。人類が初めて感染症に勝利したのです！

池上　蟻田さんもその後、ポリオ根絶運動に取り組むんですよね。

増田　こうして敵対していた米ソが協力することによって撲滅したわけですからその意義は大きいです。だからこそ、次はポリオを撲滅しようということになったのかもしれません。

池上　確かに天然痘根絶計画に成功したＷＨＯは、ポリオの根絶計画を展開しています。そしてパキスタンとアフガニスタンの一部を除いてポリオは根絶されてきました。ところがそこからなかなか先に進みません。

増田　どうしてですか？

池上　アメリカのＣＩＡ（中央情報局）がオサマ・ビンラディンを殺害しようとした際、彼の潜伏先と考えられていたパキスタンのアボタバードで予防接種と称して、ビンラディンの潜伏先に暮らす人たちのＤＮＡのサンプルを採取しようとしていたんです。

増田　ひどい話ですね。

池上　ビンラディンが殺害された後、そのことが知られ、タリバンなどが予防接種に協力しなくなるんです。タリバンの指導者の中には自分の子どもへのワクチンを拒否して、ポリオにかかってしまった子どももいるそうです。さらにはポリオ根絶のために回っている医療関係者が殺される事件まで起きました。

その結果、今だにあの辺りではポリオが流行っているんです。ポリオが根絶できないのは、もちろんCIAであり、アメリカの責任なのですが、二〇〇一年の九・一一アメリカ同時多発テロを起点とした様々な問題の結果でもあるのです。

増田　結局、いくら人間が感染症を防ぐためのものを苦労してつくっても、それをうまく使わせないのもまた人間なんですね。

実は今だに残っている天然痘

池上　米ソが協力して根絶した天然痘ですが、アメリカとロシアは天然痘のウイルスを現在も保管しているんです。

増田　そんな！　もし、テロリストがそれを手に入れて、天然痘のウイルスをばらまかれたりしたらどうするんですか！　どうして保管の必要があるのでしょうか。

池上　そんな疑問が出て当然ですよね。アフリカで根絶したと思っていた天然痘ですが、一九七八年、イギリスのバーミンガム大学の研究室に保管されていたウイルスが漏れて、研究室の上の階で働いていたジャネット・パーカーという女性が天然痘に感染する事件が起こり、大騒ぎになります。

彼女は最初、風邪に似た症状が出ただけだったので、天然痘にかかったとはわかりませんでした。治療の中で症状から判明しますが、結局、亡くなります。彼女の母親も感染して発病しましたが助かりました。責任を感じた研究室の教授は自殺してしまいます。

その結果、イギリスはウイルスを処分します。ウイルスの管理をどうするかが国際的な問題になり、アメリカとソ連、今のロシアが保管することが決められました。だから今もアメリカとロシアが保管しているのです。

増田 他には残っていないのですか?

池上 私たちの知る限りではということで、実際にどうなのかはわかりません。廃棄したというだけで誰も見たわけではないですからね。もちろんすべて処分するべきだという議論もあるんですよ。一方で、もしかしたら天然痘が根絶されていなくてどこかで感染者が出るかもしれない。そのときにワクチンをつくるためには保管しておく必要がある。そういう考えもあるのです。

増田　それが保管の大義名分になっているんですね。

池上　でも、テロリストが奪って、ばらまいたら大変なことになります。今は誰も免疫を持っていない状態ですからね。

増田　そうですよね。根絶させる、といってもいろいろな意味で本当に大変です。実際に根絶させることを考えても、未開の地もあるわけで、そういうところに残っている可能性がある中でどうすればいいのか。また、残しておいたで、それを何か悪いことに利用しようとする人もいれば、薬などをつくるための研究に使おうとする人もいる。すごく難しい問題です。

第7章　今も続く感染症との戦い

高まる感染症のリスク

池上　二〇一六年、ロシア・シベリアのヤマル半島という場所で炭疽病の集団発生があり、亡くなった人もいます。ここは永久凍土に覆われている地域なのですが、温暖化の影響で永久凍土がとけ、トナカイの死骸が現れたんだそうです。そのトナカイの死体に残っていた炭疽菌が他の動物に感染して、それが人間にも広がったといわれています。

増田　そんなことが……。温暖化は感染症にまで影響を及ぼすのですね。

池上　今後、さらに温暖化が進めば、永久凍土の中に眠っていた、危険なウイルスや細菌が出てくる可能性も指摘されています。

増田　新型コロナウイルスによる混乱を見ていると、また新しい感染症に襲われたら今後どんな事態になるかわかりませんね。

池上　感染症というのは本当に予測がつかない事態を引き起こします。ただ、よく考えると、日本から海外へ取材に行くとき、例えばケニアへ取材に行く場合、今でも黄熱病の予防注射をしたというイエローカード（黄熱病の予防接種証明書）の提示を求められます。私も過去に予防注射しています。だから、黄熱病のリスクがまだまだ高いところがあるってことですよね。

増田　黄熱病も蚊が媒介する黄熱ウイルスによって引き起こされる感染症です。それにしても蚊は本当に厄介ですね。

池上　はい、本当に厄介です。第2章でも触れましたが、一番人間を殺しているのは蚊ですから。それと地域ごとにリスクは違います。黄熱病なんてものがある国や地域がまだあるのかと思う方もいるかもしれませんが、日本だって他所の国からすれば、リスクがあります。二〇一四年、東京の代々木公園を中心に日本国内でデング熱にかかった人が大勢出ました。代々木公園は封鎖され、消毒して蚊の駆除作業をしていました。

増田　よく報道されていたので覚えている方も多いと思います。

池上　本来、デング熱は東南アジアやアフリカ、中南米などの熱帯・亜熱帯地域で蚊が媒介してかかるものです。なんらかの形で日本へ持ち込まれた蚊が繁殖したのか、海外で蚊に刺されて日本に来て（あるいは戻ってきて）、その人を日本にいる蚊が刺して、さらに別の人を刺して媒介したのか、原因はわかりません。流行した前年の二〇一三年には、ドイツから日本にやってきた人が、ドイツへ帰国後にデング熱を発症しています。日本以外には立ち寄らなかったそうです。

増田　その人は、どうして日本でデング熱なんかにかかるのかと思ったでしょうね。

池上　つまりこれだけ人の行き来が盛んになった現在、これまで以上に様々な感染症にかかるリスクは高まっているとも言えるのです。かかるリスクが高まっているわけですから、かかれば今度は自分も感染を広げてしまうリスクが高くなります。

増田　それでいうと、日本は最近でも繰り返し麻疹《はしか》が流行しています。その都度、注意喚起されて、ワクチン接種が呼びかけられているのに、なかなかうまくいきません。二〇一九年にも麻疹が流行して、アメリカなどに渡航警戒レベルを上げられ、日本への渡航自粛が呼びかけられました。自分の周囲で起こったことでないと、どうしても他人事となってしまい、危機感がうすいですよね。

池上　「ワクチン接種は危険だ」などと主張する人や団体もあって、接種しない人がいます。そういう人が他に感染を広げるのです。感染症に関しては、お互い様なんです。もちろんウイルスや菌にもある種の地域性などがあって、それにあわせて人間にも免疫がある、ないといった差異が生じる場合もあります。しかし、基本的に感染症は人類全体にとっての敵なんです。

その後も生まれる感染症

増田　ワクチンや治療薬がある場合は、少しは気持ちも保てるでしょうが、それらが開発されていない場合、先行きが見えなくなりますから、とても不安になります。また、多くの人に感染が広がっていけば、社会がうまく動かなくなって、さらに大きな不安と混乱を生みます。感染症自体も厄介な問題ですが、感染症が広がることで増していく社会の動揺が大きな問題です。

池上　大勢の人が亡くなったり、感染したり、行動を制限されたりするので、みんながピリピリして心身ともに疲弊してしまうんですよね。

その一方で、人間は感染症の流行が起きて大きな被害を受ける度に、それに対応しながら、知恵を絞っていろいろな施策も考えてきました。

増田　こうして歴史を見てくると、感染症と戦いながら、それでも世界中で対策を講じながら、人々は交流を広げてきたんだなとも思います。そして、世界中の人々が広い範囲で容易に移動できるようになったからこそ、いくら対策をしても感染症が広がってしまう側面もあります。現に二一世紀に入ってからも、繰り返し様々な感染症のパンデミックが起こってきました。

池上　世界的な経済発展でグローバルに人や物が移動するようになって、いろいろな地域のウイルスや細菌の移動も頻繁になっているはずです。また、温暖化もあって、これまではその場所には存在しなかったはずの病原体が、生き延び、増殖するケースも増えています。そしてその中で突然変異が起こるケースも出てきています。

増田　さらには、いったん感染に火が点いてしまうと、広がり方も速く、あっという間に遠くまで広がってしまいます。二一世紀に入ってからは、二〇〇二年のＳＡＲＳ（重症急性呼吸器症候群）、二〇〇九年の豚インフルエンザ（新型インフルエンザ）、二〇一四年のエボラ出血熱、二〇一二年と二〇一五年のＭＥＲＳ（中東呼吸器症候群）など、様々な新しい種類の感染症が世界で流行してきました。どんな状況が起こったか振り返っていきましょう。

ＳＡＲＳコロナウイルスは突然姿を消した

池上　二〇〇二年、中国の広東省で患者が報告されたのに端を発し、アジアを中心に三二の国や地域に広がったのが、ＳＡＲＳコロナウイルスです。中国はもちろん、香港やベトナムで院内感染が起こり、大きな被害を生んでいます。中国は感染が広がった当初、情報を隠蔽《いんぺい》しているんですよね。

増田　今回の新型コロナウイルスについても、このときの中国の情報公開への不信感からか、疑いが持たれています。

池上　そうなんですよね。ただ、当時の中国も経済力はかなり上がっていたのですが、今ほど国際的な影響力はありませんでした。こんなに大勢の中国人が世界中で働いたり、観光に出かけたり、学生が留学したりしていなかったのです。その結果、SARSは、今回の新型コロナウイルスよりは広がらないで済んだとも言えるのかもしれません。ところが今は時代がすっかり変わり、中国の影響力はとても大きくなった。

増田　中国の人たちがいないところなんてない、と言っても過言じゃありません。やはり人の行き来の多い少ないが感染症の広がり方を左右します。

池上　ですが、このとき、今もよく聞く、「スーパースプレッダー」(大勢の人に感染を広げる人)はいました。

増田　そうなんですか。

池上　中国の医療関係者が感染して、香港のホテルに泊まったんです。その人が押したエレベーターのボタンから、次々と感染していったんです。

増田　それがあったからでしょうか。エレベーターのスイッチの押し方まで気をつけるようになったのは。

池上　そうかもしれません。台湾で感染した医師が、日本へ旅行して中国・四国地方を回って台湾に戻って発病したこともありました。日本では大騒ぎになりました。

増田　全然覚えていないです。

池上　そういう人がほとんどなんですよね。中国・四国地方だったので、首都圏では大きく報道されなかったからかもしれません。結局、日本で感染者が出なかったからですよ。しかし台湾では大きな被害が出たため、その教訓を活かした結果、今回の新型コロナウイルスでの対応が評価されているんです。

増田　ＳＡＲＳコロナウイルスと呼ばれるように、新型コロナウイルスと同じく元々は風邪のウイルスなんですよね。

池上　そうです。コロナウイルスが変異したものです。ですから、二〇〇二年のＳＡＲＳも最初は、新型コロナウイルスと呼ばれていました。そして当初は、中国人が食用にしているハクビシン由来かといわれていたのですが、結局はコウモリ由来でした。

増田　感染症を生むシステムのようなものは似ています。病原体の構造や由来はわりと近しいものも多くて、同じような動物を宿主にして、人間と動物が近いところで病原体をやりとりする。こういったことの解明は進んでいるんですが、どうやったら感染の拡大をうまくコントロールできるのかとなると、簡単にできることではないですよね。

池上　本当にそうです。SARSの場合も突然ふっと姿を消してしまったのですから。封じ込めに成功したのか、変異して人間に無害なものになったのか、それともどこかに潜伏しているのか。理由はわかっていません。また、なんらかの形で現れるかもしれない。そうした危機感を持っておく必要がありますね。

豚インフルエンザの本当の怖さは？

増田　二〇〇九年の豚インフルエンザは当初とても恐れられましたが、若い人しか感染しなかった印象があることには触れました。

池上　繰り返しになりますが、このインフルエンザがなぜ恐れられたかは、スペイン風邪と同じ型（Ｈ１Ｎ１）だったからです。しかし、まず、アメリカで致死率が高いと報道されたことも大きな要因なんです。

増田　そうでしたね。

池上　メキシコとアメリカの国境付近で発生して、病院に担ぎ込まれた患者が次々死んでいったんです。それで致死率がとても高いと考えられてパニックになった。実際は、メキシコやアメリカの国境付近で病院にかかることができない貧しい人たちが、家に閉じこもって病気を治そうとして、病状が悪化してから病院へ運ばれてきていたんです。

増田　アメリカは日本のような皆保険制度がなく、民間の医療保険しかありません。どれだけの病気をカバーするかで保険料に違いがあり、フルカバーする掛け金が高い医療保険には入れない人が多いのです。保険がないので、病院にかかると治療費はとても高いのです。だから、なかなか病院へ行きません。それが災いしたんですね。

池上　私は大学の授業で、「二〇〇九年の新型インフルエンザの患者が、世界中で一番多かったのはどこの国？」と、学生たちに聞くんです。

増田　日本ですか。

池上　さすが！　そうなんです。正確な感染者数を出すには、医者に検査してもらわないと把握できません。日本は国民皆保険制度ですから、体調が悪ければすぐに医者に行くんです。結果的に感染者の数は日本が一番多かった。これは日本に国民皆保険があるからだよね、という話を授業で説明するんです。そして結局、この豚インフルエンザの実際の致死率はたいして高くはありませんでした。

エボラ出血熱の感染は今も広がり続けている

増田　エボラ出血熱は、患者の体液やウイルスを持っている動物などに触れると、エボラウイルスに感染して発症します。

池上　症状は、全身の血管が弱くなって、ありとあらゆるところから血が出て、最後は全身から血が噴き出すんです。この様子を見た人は「患者が爆発した」

と表現しました。だから医療関係者がその血を浴びてまた感染していた。それが今はわかったので、エボラ出血熱の患者とわかると、医療関係者は完全防護服で治療にあたります。そのおかげで医療関係者の感染は抑えられるようになったのですが、感染の流行自体は散発的に起こっています。

増田　コンゴ民主共和国をはじめ、アフリカ中央部で発生していたのが、二〇一三年の年末から二〇一四年にかけての大流行では、ギニアなどの西アフリカに初めて広がりました。そして二〇一九年には、またコンゴで大流行が起こり、WHO（世界保健機関）は史上五度目の緊急事態宣言を出しています。

池上　このエボラ出血熱も、アフリカの奥地の風土病だったのが、森林を切り開き、開発が進む中で、ウイルスを持っているサルやコウモリと人間が接触するようになったことで感染が広がったのではないかと言われています。

MERS（中東呼吸器症候群）の感染源はラクダ

増田　MERSもコロナウイルスなんですよね。

池上　そうです。SARSや新型コロナウイルスと同じくコロナウイルスです。もちろんそれぞれ遺伝子の型は違うコロナウイルスですけど。

MERSはサウジアラビアのヒトコブラクダが宿主なんですが、元々の由来はコウモリではないかと言われています。

増田　結局、またコウモリですか。

池上　ええ。中東、特にサウジアラビアとアラブ首長国連邦へ行って、ラクダに乗るツアーに参加する場合、ラクダに顔をなめられたりしないように気をつけて下さい。

増田　それで感染するんですか？

池上　そう言われています。ラクダに乗るくらいはいいのだけれど、過度な接触は危険です。ちなみに中東にいるのはヒトコブラクダ。フタコブラクダは中央アジアです。

増田　ラクダに関するウンチクまで！（笑）　それはさておき、過度な接触が危険だということは、まだ収束していないということですよね。だから最初の二〇一二年の流行と二〇一五年の韓国での流行があるんですね。

池上　そうなんです。感染の地域も今のところ限られているので、薬やワクチンをつくっても、製薬会社として利益が出ないので、ＭＥＲＳ対策はあまり真剣ではないといえます。しかしＭＥＲＳの方が、ＳＡＲＳより致死率が高いんです。ただ、致死率が高いのは中東の医療体制の問題があるからなのかどうか。その理由は正確にはわかりません。

増田　韓国ではどうして広がったのですか。

池上　観光で中東へ行った人が感染して、韓国に戻って症状が出たとき、病院に行ってもなんの病気かわからなくて、医者を渡り歩いたんです。その結果、たくさんの病院で院内感染が起こってしまいました。一つの医療機関の診察で満足できず、次々に医者にかかることを「ドクターショッピング」といいます。これが感染を広げたのですね。

増田　患者が病院へ行って感染を広げてしまうのも感染症の典型的な特徴ですね。

池上　ただ、このときの経験があって、インフラはじめ対応策が事前に整備されていたからこそ、今回の新型コロナウイルスへの細かな対応が、韓国では可能だったのです。

こうして見ると、日本は島国ですから、水際対策でなんとかこれまでやってきました。運良く、SARSもMERSも日本へは入ってきませんでした。しかし観光立国のかけ声のもと、インバウンドを呼び込み、以前に増して人の行き来が盛んになっている日本が、これまでと同じような対策だけではいかないことは、今回の新型コロナウイルスの感染拡大で明らかでしょう。

今、感染症と戦うために

増田　歴史の中の感染症と人間の関わりを見ていくと、あまり変わっていない部分と大きく変わってきたところがあります。

池上　まず感染症を見極めるための技術はどんどん変わってきて、いろいろなことがわかってきています。これは大きく変わってきたところですね。

増田　技術革新のおかげで助かる命が増えたことは本当にいいことです。では、変わらないのは何なのか。人々のふるまいではないでしょうか。

池上　いいことも悪いことも含めてあまり変わらないですね。今最も悪いのは、デマです。人のふるまいで悪いところがウェブ、SNSなどでどんどん拡散されてしまう。原因がわからないことが起こっているから不安になってしまうのはわかります。でも、そこにデマがつけこんでくるんです。

増田　こういう状態をパンデミックならぬインフォデミックといいます。偽情報の感染爆発です。不安だと、手っ取り早く答えを求めたくなりますよね。あとは、この不条理な状況の原因を、素早くどこかに、誰かに押しつけたくなる。

池上　そうすると、普段から気に入らない人や、何か他の国のせいにしたくなるんですよね。だから、これまでの歴史を冷静に見て、ああ、何かが起こると、こうやってどこかの人や、どこかの国のせいにしてきたんだなと知って、そんなことをしても悪い方へ行くばかりだと確認して欲しいです。

増田　そうですよね。歴史を知っておくだけでも少し落ち着けるはずだと思います。

池上　ただ、どうしても悪い方へ考えがちなのも人間ですから、もっと基礎的な教養を身につけることもたいせつです。

増田　一回落ち着いて、よく考えたら、そんなことはおかしいと思えるかどうか。基礎的な教養を身につけることが、インフォデミックに対する〝ワクチン〟になると思います。まずすべきは、目の前の人類共通の敵である新型コロナウイルスとどう戦うかだとわかると思うんです。そのためにどうしていったらいいかを考えさせてくれる文章を紹介しましょう。国連事務総長のアントニオ・グテーレスは次のように呼びかけます。

「グローバル停戦の呼びかけ」
国連事務総長　アントニオ・グテーレス

国連広報センタープレスリリース（二〇二〇年三月二四日）より

私たちの世界はCOVID-19という、共通の敵と対峙しています。

このウイルスには、国籍も民族性も、党派も宗派も関係ありません。すべての人を容赦なく攻撃します。

その一方で、全世界では激しい紛争が続いています。

女性と子ども、障害をもつ人々、社会から隔絶された人々、避難民など、最も脆弱な立場に置かれた人々が、最も大きな犠牲を払っています。

こうした人々がCOVID-19によって壊滅的な被害を受けるリスクも、最も高くなっています。

（略）

難民やその他、暴力的紛争で故郷を追われた人々は、二重の意味で弱い立場に置かれています。

ウイルスの猛威は、戦争の愚かさを如実に示しています。

（略）

COVID－19対策で歩調を合わせられるよう、敵対する当事者間でゆっくりとでき上がりつつある連合や対話から、着想を得ようではありませんか。

しかし、私たちにはそれよりもはるかに大きな取り組みが必要です。

それは、戦争という病に終止符を打ち、私たちの世界を荒廃させている疾病と闘うことです。

そのためにはまず、あらゆる場所での戦闘を、今すぐに停止しなければなりません。

それこそ、私たち人類が現在、これまでにも増して必要としていることなのです。

増田　まず、こういった災禍に襲われると、まっさきに弱い立場の人が、よりつらい状況を押しつけられます。その状況を回避し、「共通の敵」と戦うためには、人間同士が争っている場合ではありません。

池上　そして歴史学者のユヴァル・ノア・ハラリは、「人類はコロナウイルスといかに闘うべきか――今こそグローバルな信頼と団結を」（柴田裕之訳、「TIME」二〇二〇年三月一五日）という文章を書いています。そこから引用してこの困難な状況の中、どうしていくかを歴史から学び直していければと思っています。

まずハラリは、感染症の歴史を振り返ることで見えてくることを以下のように挙げています。

「第一に、国境の恒久的な閉鎖によって自分を守るのは不可能であることを、歴史は示している。」

「第二に、真の安全確保は、信頼のおける科学的情報の共有と、グローバルな団結によって達成されることを、歴史は語っている。」

また、現在の世界の状況については、次のようにまとめています。

「今日、人類が深刻な危機に直面しているのは、新型コロナウイルスのせいばかりではなく、人間どうしの信頼の欠如のせいでもある。感染症を打ち負かすためには、人々は科学の専門家を信頼し、国民は公的機関を信頼し、各国は互いを信頼する必要がある。この数年間、無責任な政治家たちが、科学や公的機関や国際協力に対する信頼を、故意に損なってきた。その結果、今や私たちは、協調的でグローバルな対応を奨励し、組織し、資金を出すグローバルな指導者が不在の状態で、今回の危機に直面している。」

そして彼は、以下のように文章を締めくくっています。

「今回の危機の現段階では、決定的な戦いは人類そのものの中で起こる。もしこの感染症の大流行が人間の間の不和と不信を募らせるなら、それはこのウイルスにとって最大の勝利となるだろう。人間どうしが争えば、ウイルスは倍増する。対照的に、もしこの大流行からより緊密な国際協力が生じれば、それは新型コロナウイルスに対する勝利だけではなく、将来現れるあらゆる病原体に対しての勝利ともなることだろう。」

TIME MAGAZINE
On March 15, Yuval published In the Battle Against Coronavirus, Humanity Lacks Leadership (https://time.com/5803225/yuval-noah-harari-coronavirus-humanity-leadership/)in TIME magazine.

私たちは今、歴史から学び、全世界で新たな試みに向かうべきときにきているのではないでしょうか。

おわりに

東日本大震災から九年が経過しようとしていたその時、私たちの前にまた新たな困難が立ちはだかりました。新型コロナウイルスです。あの時以上の苦しみや悲しみ、不安や恐怖心などは、人生においてそうあるものではないだろう、などと思い返していた矢先の出来事でした。

感染症との戦いは、一見、震災によって壊滅的な被害を受け、そこから復興をしていこうという戦いとは違って見えるかもしれません。しかし、感染症の発生は、おもに家畜との共生や動物との接触などから始まっています。つまり、私たちの日々の暮らしから切り離すことができない自然環境の中にあります。震災の時もそうでしたが、予測不可能な敵と遭遇することで、私たち人間も自然の中の一部であり、自然には逆らえないんだ、ということを思い知らされます。困難に直面することで、ようやく自分たちは自然の中で生かされているんだ、と再認識し、自然に対して畏敬の念を抱くことができるように思います。それほどまでに、現代を生きる人間は、ありとあらゆる技術や能力を手に入れ、コントロールできないものなど何もない、という驕《おご》った心にどこか支配されながら生きているのではないでしょうか。

この本の装丁には、一六世紀の画家ピーテル・ブリューゲルの「死の勝利」を使いました。ブリューゲルは、「農家の婚礼の踊り」や「子供の遊戯」など、農村地帯の人々の生き生きとした生活を描いた作品が多いことで知られています。ところが、これは極めて異質です。村人たちが死を象徴する骸骨によって次々に殺害されていく恐ろしい内容です。あらゆる人は死に勝つことはできない。結局は「死の勝利」に終わるというものです。

この絵のコンセプトには、一四世紀から続いてきたペストや様々な感染症に対する人間の恐怖が反映されています。

人間は、死の前では謙虚にならなくてはなりません。「メメント・モリ」（ラテン語で「死を想え」の意）という有名な言葉があります。一五世紀の様々な芸術のモチーフになっています。死は、農民だろうが地主だろうが、貧乏人にも金持ちにも、司祭にも王様にも等しく訪れるのです。それを忘れてはいけない、という意味です。

人間は死に勝つことはできない。でも、人間たちの叡智は、死の訪問を遅らせることはできるはずです。現在の新たな感染症との戦いの最中、私たちは、過去の戦いの経験から学べることがあるはずです。

金もうけ一辺倒の資本主義が続いてきた今こそ、「メメント・モリ」を思い出しましょう。「死を想え」とは、逆に言えば、「今の生を大切に生きよ」というメッセージでもあるのです。

目に見えない感染症との戦いの中で、何か前向きなメッセージを伝えられないか。この本は、そんな思いを形にしようと取り組んだ、テレビ番組の企画をきっかけに緊急出版するに至りました。番組のオンエアから二週間足らずで原稿を仕上げ、まずは電子書籍で、続いて一般の書籍として世に送り出すことになりました。テレビ朝日系列「大下容子　ワイド！スクランブル」徹底解説コーナー担当の海野友理香さん、西村政志さん、竹田慎さん、蛭間鉄平さん。ポプラ新書担当の木村やえさん、笠原仁子さん、小山晃さん。皆さんとチームを組み、アイディアを出し合いながら、「生きる希望は歴史の中にあり」という結論に至りました。この本をお読みいただき、少しでもそんな思いを感じていただけたら嬉しい限りです。

二〇二〇年四月

池上　彰
増田ユリヤ

参考文献

・飯島渉『感染症の中国史　公衆衛生と東アジア』（中公新書）二〇〇九年
・石弘之『感染症の世界史』（角川ソフィア文庫）二〇一八年
・岩村忍『文明の十字路＝中央アジアの歴史』（講談社学術文庫）二〇〇七年
・加藤茂孝『人類と感染症の歴史　未知なる恐怖を超えて』（丸善出版）二〇一三年
・加藤茂孝『続・人類と感染症の歴史　新たな恐怖に備える』（丸善出版）二〇一八年
・加藤茂孝「人類と感染症との闘い―『得体の知れないものへの怯え』から『知れて安心』へ―第4回『ペスト』―中世ヨーロッパを揺るがせた大災禍」（「モダンメディア」二〇一〇年二月号）
・速水融『日本を襲ったスペイン・インフルエンザ　人類とウイルスの第一次世界戦争』（藤原書店）二〇〇六年
・マンガでわかる仏像編集部編／永田ゆきイラスト（三宅久雄監修）『マンガでわかる仏像　仏像の世界がますます好きになる！』（誠文堂新光社）二〇一四年
・山本太郎『感染症と文明　共生への道』（岩波新書）二〇一一年
・吉川真司『天皇の歴史2　聖武天皇と仏都平城京』（講談社学術文庫）二〇一八年
・アリキ（神鳥統夫訳／佐倉朔監修）『エジプトのミイラ』（あすなろ書房）二〇〇〇年
・ウィリアム・シェイクスピア（中野好夫訳）『ロミオとジュリエット』（新潮文庫）一九九三年

・ウォルター・シャイデル（鬼澤忍・塩原通緒訳）『暴力と不平等の人類史　戦争・革命・崩壊・疫病』（東洋経済新報社）二〇一九年
・ジャレド・ダイアモンド（倉骨彰訳）『銃・病原菌・鉄　一万三〇〇〇年にわたる人類史の謎』（草思社文庫）二〇一二年
・トゥキュディデス（久保正彰訳）『戦史』（中公クラシックス）二〇一三年
・ジェームズ・パトナム（吉村作治日本語版監修／大英博物館協力）『「知」のビジュアル百科10　ミイラ事典』（あすなろ書房）二〇〇四年
・トーマス・ヘイガー（久保美代子訳）『歴史を変えた10の薬』（すばる舎リンケージ）二〇二〇年
・ヘロドトス（松平千秋訳）『歴史』（岩波文庫）一九七一年
・サンドラ・ヘンペル（関谷冬華訳／竹田誠・竹田美文日本語版監修）『ビジュアル・パンデミック・マップ　伝染病の起源・拡大・根絶の歴史』（日経ナショナル・ジオグラフィック社）二〇二〇年
・ジョヴァンニ・ボッカッチョ（平川祐弘訳）『デカメロン』（河出文庫）二〇一七年
・ウィリアム・H・マクニール（佐々木昭夫訳）『疫病と世界史』（中公文庫）二〇〇七年
・E・ユイグ&F・B・ユイグ（藤野邦夫訳）『スパイスが変えた世界史　コショウ・アジア・海をめぐる物語』（新評論）一九九八年
・『グローバルワイド　最新世界史図表　初訂版』（第一学習社）
・木村靖二・佐藤次高・岸本美緒他『詳説世界史B』（山川出版社）
・全国歴史教育研究協議会編『世界史用語集』（山川出版社）

・水村光男編著『新装版　世界史のための人名辞典』（山川出版社）
・笹山晴生・佐藤信・五味文彦・高埜利彦他『詳説日本史B』（山川出版社）
・全国歴史教育研究協議会編『日本史用語集A・B共用』（山川出版社）
・「朝日新聞創刊１３０年記念事業明治・大正データベース」
・中東かわら版（No.２００　イラン　新型コロナウイルス感染拡大の背景と影響）二〇二〇年三月二七日公開
・「読売新聞」（あすへの考【文明が生む感染症】）二〇二〇年三月二九日

本書は書下ろしです。内容は、二〇二〇年四月現在のものです。

企画内容の一部は、テレビ朝日系列「大下容子　ワイド！スクランブル」の池上彰と増田ユリヤ出演コーナーを参考にしました。

構成：小山晃
企画・編集協力：笠原仁子（創造社）
カバーデザイン：フロッグキングスタジオ
地図・図版作成：デザイン春秋会、岡崎加奈子
カバー写真：中西裕人
カバー画像：Bridgeman Images／アフロ

池上 彰《いけがみ・あきら》

1950年、長野県生まれ。慶応義塾大学卒業後、NHKに記者として入局。事件、事故、災害、消費者問題、教育問題等を取材。2005年に独立。2012年から16年まで東京工業大学教授。現在は名城大学教授。海外を飛び回って取材・執筆を続けている。著書に『伝える力』（PHPビジネス新書）、『おとなの教養――私たちはどこから来て、どこへ行くのか?』（NHK出版新書）など多数。増田ユリヤとの共著に『世界史で読み解く現代ニュース』シリーズ、『徹底解説！　アメリカ』、『なぜ、世界は〝右傾化〟するのか?』、『ニュースがわかる高校世界史』（すべて、ポプラ新書）などがある。

増田ユリヤ《ますだ・ゆりや》

神奈川県生まれ。國學院大學卒業。27年にわたり、高校で世界史・日本史・現代社会を教えながら、NHKラジオ・テレビのレポーターを務めた。日本テレビ「世界一受けたい授業」に歴史や地理の先生として出演のほか、現在コメンテーターとしてテレビ朝日系列「グッド！モーニング」などで活躍。日本と世界のさまざまな問題の現場を幅広く取材・執筆している。著書に『新しい「教育格差」』（講談社現代新書）、『教育立国フィンランド流　教師の育て方』（岩波書店）、『揺れる移民大国フランス』（ポプラ新書）など。池上彰とテレビ朝日系列「ワイド！スクランブル」のニュース解説コーナーを担当している。

ポプラ新書
193
感染症対人類の世界史

2020年4月28日 第1刷発行
2020年5月25日 第4刷

著者
池上 彰 + 増田ユリヤ

発行者
千葉 均

編集
木村やえ

発行所
株式会社 ポプラ社
〒102-8519 東京都千代田区麴町 4-2-6
電話 03-5877-8109(営業) 03-5877-8112(編集)
一般書事業局ホームページ www.webasta.jp

ブックデザイン
鈴木成一デザイン室

印刷・製本
図書印刷株式会社

N.D.C.209/242P/18cm ISBN978-4-591-16716-8

P8201193

世界史で読み解く現代ニュース

池上彰＋増田ユリヤ

世界史を知っていれば、現代のニュースが理解できる。現代のニュースからさかのぼれば、世界史が興味深く学べる。第一弾の本書では、中国の海洋進出の野望のルーツを中国の「大航海時代」に求め、中東に現在も影響を与え続けているオスマン帝国からイスラム紛争を読み解いてゆく。

揺れる移民大国フランス

難民政策と欧州の未来

増田ユリヤ

シャルリー・エブド襲撃事件、続けて起こったパリ同時多発テロと今なお衝撃と恐怖に支配されている欧州。それでも移民や難民を受け入れ続ける人々。10年以上にわたりフランスを取材し続けていた著者だからこそ語ることができる、迫真のルポルタージュ。

秩序なき時代の知性

佐藤 優

佐藤優が今もっとも注目するさまざまな分野のプロフェッショナルたち。古い常識や思想を超え今の時代を摑むには、新しい知性が必要。権力になびかず時代を嘆くこともない、最先端の柔軟な思考は、先の見えない時代を生きるうえでの力強い助けになるはずだ。

生きるとは共に未来を語ること　共に希望を語ること

昭和二十二年、ポプラ社は、戦後の荒廃した東京の焼け跡を目のあたりにし、次の世代の日本を創るべき子どもたちが、ポプラ（白楊）の樹のように、まっすぐにすくすくと成長することを願って、児童図書専門出版社として創業いたしました。

創業以来、すでに六十六年の歳月が経ち、何人たりとも予測できない不透明な世界が出現してしまいました。

この未曾有の混迷と閉塞感におおいつくされた日本の現状を鑑みるにつけ、私どもは出版人としていかなる国家像、いかなる日本人像、そしてグローバル化しボーダレス化した世界的状況の裡で、いかなる人類像を創造しなければならないかという、大命題に応えるべく、強靭な志をもち、共に未来を語り共に希望を語りあえる状況を創ることこそ、私どもに課せられた最大の使命だと考えます。

ポプラ社は創業の原点にもどり、人々がすこやかにすくすくと、生きる喜びを感じられる世界を実現させることに希いと祈りをこめて、ここにポプラ新書を創刊するものです。

未来への挑戦！

平成二十五年　九月吉日　　株式会社ポプラ社